胰腺疾病诊治 125 问

主　编

梁　浩

副主编

（以姓氏笔画为序）

石　莉　刘　凡　李忍萍　宋芙蓉　陈玲玲

编著者

（以姓氏笔画为序）

王秀芬　王瑞平　石　健　石　莉

孙晓华　刘　凡　李忍萍　宋芙蓉

陈玲玲　娄宪芝　梁　浩　裘进富

U0208759

金盾出版社

内 容 提 要

胰腺疾病是内科常见病,严重危害病人的健康。本书以问答形式全面介绍了胰腺炎症、胰腺肿瘤及胰腺其它疾病的病因、病理、临床表现、诊断及治疗知识。内容丰富,科学实用,可供基层医务人员和广大患者阅读。

图书在版编目(CIP)数据

胰腺疾病诊治 125 问/梁浩主编;石莉等编著 .—北京:金盾出版社,1997.9

ISBN 978-7-5082-0476-5

Ⅰ.胰⋯ Ⅱ.①梁⋯②石⋯ Ⅲ.胰腺疾病-治疗-问答
Ⅳ.R576-44

金盾出版社出版、总发行

北京太平路 5 号(地铁万寿路站往南)
邮政编码:100036 电话:68214039 83219215
传真:68276683 网址:www.jdcbs.cn
封面印刷:北京精美彩印有限公司
正文印刷:北京金盾印刷厂
装订:科达装订厂
各地新华书店经销

开本:787×1092 1/32 印张:4.5 字数:100 千字
2009 年 9 月第 1 版第 5 次印刷
印数:31001—37000 册 定价:8.00 元

前　言

　　胰腺疾病是消化系统的常见病,死亡率较高,严重危害病人的身体健康,如何早期诊断、及时治愈是人们十分关注的问题。近年来,由于科学技术的飞速发展,多种胃肠激素被发现,对胰腺生理的研究亦由细胞水平提高到分子水平。同时,胰腺功能及病变的检查方法也有较大进展,不仅能对胰腺功能进行各种实验室检查,还能进行各种影像学检查,如腹部平片、B超、CT检查等。另外,为使影像更清晰,能明确病变的部位、大小、严重程度和局部并发症,进行影像检查时还可口服或静脉注射造影剂。尤其是逆行性胰胆管造影(ERCP)技术的应用,为胰腺疾病的早期诊断开辟了新的途径。为使广大读者了解胰腺疾病诊断、治疗的有关知识及其最新进展,我们编撰了《胰腺疾病诊治125问》这本书。

　　本书共分五个部分。第一部分是胰腺的解剖和生理,主要介绍了胰腺的形态、位置、结构、生理功能等知识。第二部分是胰腺的影像及实验室检查,着重介绍了B超、CT、磁共振成像、内窥镜逆行造影,以及各种实验室检查的临床意义、敏感性、准确性、局限性等知识。第三部分是胰腺炎,包括急性胰腺炎和慢性胰腺炎的病因、发病机制、临床表现、诊断及各种治疗方法。第四部分是胰腺肿瘤,包括肿瘤的发病原因、症状、体征及治疗等内容。由于近年来胰腺肿瘤的发病率呈上升趋势,尤其是胰腺癌死亡率较高,在癌症死亡人数中居第四位,因此用较大篇幅作了详细介绍。第五部分是胰腺其它疾病的诊治,如环状胰腺、异位胰腺、胰腺分隔、胰腺发育不全、胰腺先天性囊肿、囊性纤维化、施瓦赫曼综合征、约翰逊—布利扎德综合征、胰酶缺乏症及阔盘吸虫病等。

　　本书以问答形式介绍了胰腺疾病的有关知识，详略结合，深入浅出，通俗易懂，科学实用，适于广大基层医务人员和患者阅读。由于我们水平有限，书中错误和不足之处在所难免，敬请医学界同行和广大读者赐教斧正。

梁　浩

于解放军总医院消化科

目　录

一、胰腺的解剖和生理

二、胰腺的影像及实验室检查

三、胰腺炎

四、胰腺肿瘤

一、胰腺的解剖和生理

1. 胰腺的形态和位置如何？

（1）胰腺的形态：胰腺多呈粉红色，质较软，为细分叶状腺体，横位于腹后壁上部。长12厘米～15厘米，宽3厘米～4厘米，厚1.5厘米～2.5厘米，重60克～100克，平均男性胰腺重70.3克，女性胰腺重62.9克。

胰腺从右到左可分为头、颈、体、尾4部分(图1)。头部长3厘米～7厘米，宽4厘米～5厘米，厚2厘米～4厘米。其左下方的钩突伸向肠系膜上血管之后。颈长2.5厘米，下缘有通

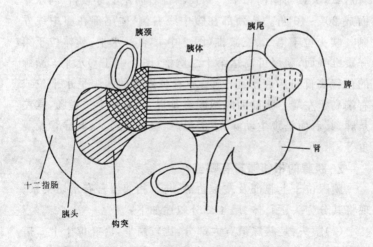

图1 胰腺部位区分

过肠系膜上血管的切迹,后面有门静脉沟;颈、体交界处上方,有时可有突向胃小弯和小网膜的网膜结节。体部长 3 厘米～5 厘米,宽 3 厘米～4 厘米,厚 1 厘米～2 厘米,多呈三棱柱形,分前、后、下 3 面。尾部长 1.5 厘米～3 厘米,宽约 3 厘米,厚 1厘米～2 厘米。胰的形态与年龄及胰周围结构有一定关系。

胰腺表面有一薄层结缔组织形成的胰囊,结缔组织伸入胰实质,将胰组织分成许多小叶,故呈细分叶状。少数人胰囊内含有脂肪并增厚分为两层。胰囊前下方贴腹膜,后方贴腹后壁的脂肪及肾前筋膜。胰有胃胰韧带和幽门韧带,与胃及幽门相连,这两个韧带如互相连续,则将网膜囊分隔成前庭和胃胰囊两部分;如果不相连,则两韧带间存在大小不等的胃胰孔,使前庭和胃胰囊相通。

(2)胰腺的位置:胰腺位于上腹部腹膜后间隙内,紧贴于胃后壁,大致与幽门相平。其长轴自右向左上方倾斜,与水平面成 $20°$～$40°$角。头颈部在腹中线右侧,体尾部在腹中线左侧。胰头位于第二、三腰椎(图 2 中 L_2、L_3)水平,胰体位于第一腰椎平面,胰尾可高达第十二胸椎(图 2 中 T_{12})水平。胰腺的位置高低可因腹形而改变,亦有少数人的胰腺呈水平位或右端高于左端。胰前面隔网膜囊是胃,其右是十二指肠,其左是脾;其后面是腹主动脉、下腔静脉、腹腔神经丛、胸导管及膈角等。

2. 胰腺的相邻器官有哪些?

胰腺位于上腹部及左季肋部,与其相邻器官有密切关系。现将其分为头、颈、体、尾 4 部分叙述如下:

(1)胰头:是胰腺最宽大部分,比较扁平,恰好位于十二指肠形成的 C 字形弯曲内。上缘为十二指肠第一段所覆盖,其右端胰组织可稍微掩盖着相邻的十二指肠降部和水平部前后

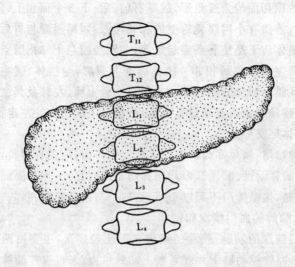

图 2　胰腺的位置

面。胰头与十二指肠降部借结缔组织紧密相连,其间有供应胰腺与十二指肠的血管。胰头前面有横结肠系膜根通过,后面贴靠下腔静脉,在右、左肾静脉进入下腔静脉处。胆总管位于胰后面的沟内,有时包埋在胰实质内,胆总管由上往下走行,和胰管汇合,开口于十二指肠降部。胰头在后方借胰切迹和胰体分隔。肠系膜上血管位于胰切迹内。胰头于肠系膜上血管后方向左突出如钩形,称为钩突。在钩突后方为主动脉。

(2)胰颈:是连接胰头和胰体的狭窄扁薄部分。其前方为幽门及十二指肠球部的后下壁。其上后方有胆总管。在胰头和胰颈前方交界处的沟内有胃十二指肠动脉经过。胰颈后方为脾静脉与肠系膜上静脉汇合成为门静脉处,门静脉出胰颈部上缘走向肝门,但无分支进入胰腺。

(3)胰体:是胰颈向左的延续部,横跨脊柱,逐渐移行至胰尾,它的横切面均为三角形,故具有前、后、下3个面和上、前、下3缘。前面有小网膜囊后壁的腹膜覆盖,隔网膜囊与胃后壁相邻。胰体前下是结肠系膜起始部,并隔腹膜与十二指肠空肠曲、结肠左曲及小肠相邻。胰体后面无腹膜,与椎体、腹主动脉、肠系膜上动脉的起始部、左膈角、左肾上腺、左肾及其血管紧邻。脾动脉由腹腔动脉发出后,沿胰腺上缘由右往左走行,直至胰体尾交界处。

(4)胰尾:胰尾部高、窄,位于脾肾韧带内,故没有腹膜,而有一定的移动性。胰尾部多伸向脾门,在脾门的下方与脾的脏面相接触,接触脾门不超过1厘米,向下与结肠脾曲相邻。

3. 胰腺的血供情况如何?

(1)胰腺的动脉:胰腺的血液来源比较广泛,主要由两条动脉干,即腹腔动脉干和肠系膜上动脉供血。来自腹腔动脉干的有胃十二指肠动脉和胰十二指肠上动脉和来自脾动脉的胰支;来自肠系膜上动脉的有胰十二指肠下动脉。这些动脉支吻合丰富,构成完整的动脉环,各动脉分支在胰实质内互相吻合形成梯形、节段性网。胰头由腹腔动脉干和肠系膜上动脉供血,而胰尾则仅与腹腔动脉干的供血有关。

胰十二指肠上动脉(前上、后上动脉):①胰十二指肠前上动脉,是胃十二指肠动脉的末支之一(另一支为胃网膜右动脉),起始于十二指肠第一段之下缘,距肝总动脉分支处3厘米~3.5厘米。向右下行,沿十二指肠沟的内侧越过胰头前面,可完全位于胰头的表面,或部分埋入胰头组织内。更少见的是沿胰十二指肠沟走行。②胰十二指肠后上动脉:出现率为95%以上。胰十二指肠后上动脉90%左右系由胃十二指肠动脉起始段2厘米处分出,距十二指肠上缘约0.5厘米。此动脉一般先位于胆总管左侧,继而绕胆总管前方,再沿其右侧下降,最后又绕胆总管后方向左下(图3)。③胰十二指肠中动脉:出现率为70%,可与胰十二指肠前上动脉、胰十二指肠后上动脉分开,在此两动脉之间走向胰的上缘,并有分支与其它两动脉吻合。

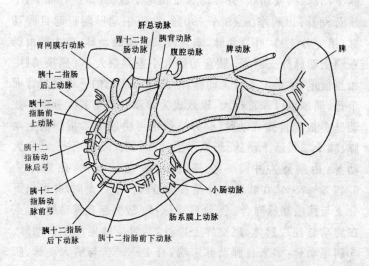

图3 胰十二指肠上动脉(前上、后上动脉)

胰十二指肠下动脉(前下、后下动脉):此动脉为肠系膜上动脉分支,60%～70%的人有1总干,再分前后两支,约20%的人有1支与小肠动脉合干。即:①胰十二指肠前下动脉:大多数直接起自肠系膜上动脉或者与后下动脉或第一空肠动脉共干起始,此动脉贯穿胰头组织而接近胰腺头的前面。②胰十二指肠后下动脉:此动脉亦多来源于肠系膜上动脉或第一空肠动脉(68%),始终位于胰头的后面,而埋入胰后组织内,与胰十二指肠后上动脉吻合,供应胰头及十二指肠。该动脉起始部变异较大。

胰十二指肠前上动脉与前下动脉吻合,形成前弓;由胰十二指肠后上动脉与后下动脉形成后弓。由胰十二指肠前后弓发出许多胰支及十二指肠支(图3)。

脾动脉胰支:脾动脉发出2~10支到胰腺,有胰背动脉、胰下动脉、胰横动脉、分界动脉及胰尾动脉。具体走行如下:①胰背动脉:出现率为68%~90%,在腹主动脉附近起自脾动脉(第一分支)。肝总动脉,或直接发自腹腔动脉,极少数由肠系膜上动脉分支而来。胰背动脉大小差异很大。②胰横动脉:相当恒定,常是1条较大动脉,沿胰体及胰尾的下缘靠近背面走行,偶尔也可非常粗大,以致成为脾动脉的第二大分支。此动脉多数起自胰背动脉(84%),但也可由胰十二指肠前上动脉、胰十二指肠下动脉、肠系膜上动脉、胰大动脉而来。③胰大动脉:由胰腺左中1/3交界处,由脾动脉发出,出现率为6.47%~75%,在胰腺中分左右支与胰管平行走向,并可向下分支与胰横动脉吻合。④分界动脉:约87%起自脾动脉,起点在脾动脉经过胰体、尾交界上缘处,是供应胰尾的主要动脉。⑤胰尾动脉:多来自脾动脉末端,有1~3支,与胰大动脉、胰横动脉有吻合(图4)。

(2)胰腺的静脉:胰腺的静脉分支模式与动脉一致,当然其走向可有很多变异,各个静脉血管的形式不恒定(图5)。

胰十二指肠前上静脉:是重要的胰头引流静脉。由十二指肠第二段下端沿胰头向内下走行,引流静脉血注入胃网膜右静脉,然后又与一横结肠来的静脉支合流构成胃结肠干。此静脉接受胰头前上部及邻近十二指肠部分的小静脉。

胰十二指肠前下静脉:于十二指肠第二段下端处穿入胰头向内向下走行,于钩突下缘处绕过肠系膜上静脉之后,单独或与空肠第一静脉合干流入肠系膜上静脉,它与胰十二指肠

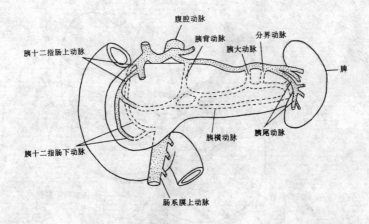

图4　胰腺的动脉

前上静脉组成静脉前弓。

胰十二指肠后上静脉:经胆总管后方,最后沿胆总管左侧上行,在胰上方或胰颈处汇入门静脉后外侧壁。

胰十二指肠后下静脉:在胆总管胰后段下方沿十二指肠后沟向下内,在钩突下缘注入肠系膜上静脉,也可与十二指肠前下静脉或空肠第一分支,汇合总干后注入肠系膜上静脉。它与胰十二指肠后上静脉组成静脉后弓。

胰下静脉:伴随胰下动脉沿胰体后面下缘处走行,多汇入肠系膜上静脉或下静脉,但也有汇入脾静脉或胃结肠静脉干的。

胰颈静脉:少数情况下存在,为1条短而粗的静脉,由胰颈下缘汇入肠系膜上静脉。

胰体、胰尾静脉:3～13条,多数汇入脾静脉(图5)。

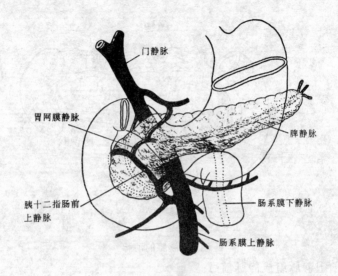

门静脉

胃网膜静脉

脾静脉

胰十二指肠前
上静脉

肠系膜下静脉

肠系膜上静脉

图5 胰腺的静脉

4. 胰腺的淋巴循环是怎样的?

胰腺的淋巴起自腺泡周围淋巴毛细管,在小叶间合成较大的淋巴管,沿血管到胰表面。胰的淋巴回流是多方向的,大致和血管相伴行。

(1)胰腺的淋巴回流:①胰头上的淋巴结、胰头十二指肠前淋巴结及胰头下淋巴结,大部分经幽门下淋巴结流入腹腔淋巴结;小部分淋巴进入幽门上淋巴结。②胰体和胰尾的淋巴经胰脾淋巴结流入腹腔淋巴结。③钩突和胰颈部的淋巴流入肠系膜上淋巴结。④少量淋巴还流入肝总动脉周围或腹主动脉周围淋巴结,并与胃淋巴结连接。此外还有少量淋巴向下、向后流入肠系膜淋巴结及主动脉前的淋巴结(图6)。

(2)临床特点:胰腺淋巴结非常丰富,患胰腺癌时易转移,

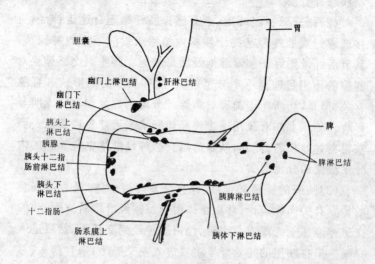

图6 胰腺的淋巴结

手术很难彻底切除。胰头癌常转移至幽门下淋巴结。胰体、胰尾癌多转移到胰腺淋巴结。此外胰腺癌还可以扩散至肝、胃、腹腔动脉、肠系膜上动脉、腹主动脉等处的淋巴结。

5. 胰腺的神经支配是怎样的？

胰腺的神经来自腹腔丛、肝丛、脾丛及肠系膜上丛和左肾丛，沿血管进入胰腺，亦有由胰腺后面直接进入的。由这些神经纤维形成胰腺前、后丛，两者间有交通支。腹腔神经丛位于胰腺后上方。胰腺炎症或胰腺肿瘤可刺激或压迫此神经丛而引起腰背部放射性疼痛。

（1）交感神经纤维：交感神经的节前纤维来自胸$_{5\sim10}$脊髓节段，主要通过内脏大神经终于腹腔神经节、肠系膜上神经节或终于沿胰腺血管的一些小神经节内。交感神经的节后纤维最后分布于胰腺的血管，通过对血管的作用，增加血流量，影响胰腺外分泌。

(2)副交感神经纤维：副交感神经纤维起自迷走神经，直接或通过腹腔神经丛终于胰腺内结缔组织间隔中的神经节，其节后纤维则终于胰腺腺泡及胰岛细胞。胰腺副交感神经对胰腺的作用目前尚不十分了解，可能和胰腺酶的形成和释放有关。但是，切断迷走神经对胰腺外分泌的成分和数量无明显影响。临床上亦有应用迷走神经切断术来治疗急性胰腺炎而获得良好效果的。此外，胰腺的副交感神经纤维也与胰腺的内分泌激素的分泌有关。

(3)胰腺的感觉纤维：胰腺有许多环层小体，是否与痛觉的传导有关尚无定论。环层小体由交感神经纤维所支配，胰的交感神经感觉纤维向心走行，经内脏神经到交感干，然后进入脊髓。来自胰尾的感觉纤维主要进入左交感干；来自胰头、总胆管及胆管口括约肌的感觉纤维主要进入右交感干。因此胰腺本身的病灶部位在某种程度上决定了腹痛部位。切断内脏神经，有时可以减轻慢性胰腺炎或其它胰腺疾病的疼痛。由于胰腺与体壁相邻近，体壁上分布的躯体神经也常被胰腺病变所牵连，因此交感神经切除虽对慢性胰腺炎所致的顽固性疼痛有良好效果，但在有浸润性的胰腺癌时所引起的疼痛则常是无效的。

(4)非胆碱能神经：近来发现非胆碱能神经的兴奋能刺激胰淀粉酶的分泌，其末梢释放多肽，称为多肽能性神经纤维，其细胞内的偶联机制与由胆碱能神经激活者不同。还有报告，在鼠和蝙蝠的胰腺内可能有 5-羟色胺能神经纤维存在，这些神经纤维可能也参与胰腺分泌的调节。用电镜及神经组织学技术研究，见某些鸟类和哺乳动物的胰腺有比较丰富的神经供应。如猫的主胰管内有肠血管活性肽神经纤维，在其它几种动物的胰管内可见有乙酰胆碱酯酶阳性神经节等。

6. 胰腺的主副胰管是怎样的？

（1）主胰管：又称魏氏管（Wirsung 管），从胰尾开始贯穿胰的全长，沿途汇集由胰尾、胰体来的许多小导管，使主胰管逐渐变粗。主胰管大多位于胰腺背侧上 1/3 处，主胰管至胰颈后即折而向下，再折向右，因此呈弧形走向，至十二指肠降部，与胆管相连，形成 1 个短而稍扩张的管道，称之为瓦（Vateo）氏壶腹。后者开口于十二指肠降部内侧壁的十二指肠乳头，外有胆管口括约肌纤维围绕（图 7）。十二指肠乳头距胃幽门 8

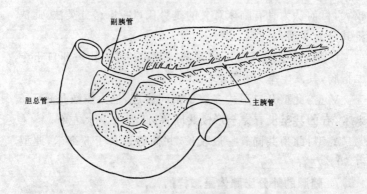

副胰管

胆总管

主胰管

图 7　胰管的一般排列

厘米～10 厘米，在其上方有数条环形皱襞横跨而过，紧靠乳头上方的环形皱襞叫缠头皱襞，乳头往下有一纵行皱襞，十二指肠副乳头下方无纵行皱襞。认清此处解剖方位则有助于鉴别十二指肠主、副乳头，在进行纤维十二指肠镜逆行胰胆管造影时，能快而准地将导管插入。此外，主胰管汇集从胰头的后下部和钩突而来的小导管。主胰管的管径差异很大，一般在头、体、尾部最大管径分别为 5 毫米、4 毫米、2 毫米，但尾部胰管若宽于头部胰管,即使管径在正常范围,亦属异常。

(2)副胰管:又称杉(Santorini)氏管,此管较短而细,由胚胎发育时期背胰管的近段未消失而形成。位于胰头上部,主要引流胰头上部及其腹侧的胰液。它的一端通常和主胰管转折之前的部分相连,水平向右行进,开口于距乳头上前方约2厘米的十二指肠小乳头。

副胰管直径约在0.2厘米以下,长度变异很大,发生率为47%～99%,女性低于男性,故有人认为这是女性胰腺炎发生率高的1个因素。

(3)胰管与胆管的关系:胰管和胆管的开口情况个人差异较大,目前认为具有临床意义的是贝氏(Becker)分类法,此法将其分为3型:

U型:此型的开口形式是胰、胆管分别从乳头开口于十二指肠,其发生率为5%左右。

V型:此型开口形式多数是共同管道,但大多数是短于5毫米,有的甚至没有完全形成共同管,此型占45%左右。

Y型:此型共同管一般较长,共同管道长于5毫米,此型占50%左右。

7. 胰腺的外分泌腺体是怎样的?

胰腺是与消化道相通连的最大腺体,由外分泌部和内分泌部两个部分组成。外分泌部有大量腺泡,组成胰腺的大部分,其功能是分泌胰液。

胰液是无色无臭的碱性液体,其渗透压与血浆相似。人每日分泌1升～2升的胰液。胰液中除含有大量的水以外,还含有无机成分和有机成分两种。无机成分主要为碳酸氢盐和多种离子,有机成分主要为多种消化酶。

(1)胰液的无机成分:胰液的主要成分为高浓度的碳酸氢

盐,而碳酸氢盐是促胰液素刺激泡心细胞和小导管壁细胞所分泌的。

(2)胰液的有机成分:胰酶由腺泡细胞合成和分泌,腺泡也分泌水和类似血浆超滤液的电解质成分。胰液含有 3 类主要的酶,即蛋白质水解酶、脂肪水解酶和淀粉酶,以及其它各种酶。

8. 胰腺的胰岛细胞是怎样的?

胰腺的内分泌部是分散在外分泌腺泡之间的细胞团,称为胰岛。成人胰腺约含 20 万～180 万个胰岛,占胰腺总重量的 1%,直径平均在 0.1 厘米～0.3 厘米之间,大的可由数百个细胞组成,小的仅有数个细胞,故胰岛有大小的不同。胰岛在胰尾部最多,体部次之,胰头部较少,甚至可以缺如。胰岛细胞排列成团或成索。细胞间有丰富的窦状毛细血管。电镜下,毛细血管的内皮有孔,便于细胞分泌物进入血管。从胰岛流出的血液注入门静脉。胰岛及其邻近的血管均富于神经支配,交感、副交感和肽能神经末梢直接终止于胰岛细胞。

近年来应用电镜和免疫细胞化学方法鉴别出人的胰岛有 A、B、D、PP 和 D_1 5 种类型的内分泌细胞。

(1)胰岛细胞的解剖学排列:在胰岛各类细胞中,只有 B 和 D 细胞是均匀分布的,PP 细胞主要存在于胰钩部的胰岛,而胰体和尾部胰岛较少;A 细胞则主要在胰体部和尾部的胰岛内。近年来,对胰岛内 A、B、D 3 种细胞的组成及其定位相互关系曾进行了研究,结果发现,这 3 种细胞在胰岛内的排列并不是杂乱无章的,而是存在某种特殊规律性,使得这 3 种细胞相互之间毗邻接触,在功能上相互影响。一个大的胰岛由许多小的细胞团组成,每个小的细胞团构成 1 个功能单位,相当于胰岛的小叶。在每一个小的功能单位中,B 细胞位于细胞团的中央,而分泌胰高血糖素的 A 细胞,则围绕在细胞团的表面,厚约 1～3 层。在外层,A 细胞和中央 B 细胞之间,则存在少数 D 细胞(图 8)。胰岛细胞的这种特殊分布,被称为多种细胞区。在 1 个大的胰岛组织中,大量的多种细胞区位于其外周部分,此处血管神经的分布也很丰富。A、B、D 细胞的这种特异排列,使其内分泌功能相互影响,每种细胞的内分泌都可能影响相邻细胞的分泌,构成所谓旁分泌系统,对于调节胰岛的正常内分泌功能,可能具有重要意义。

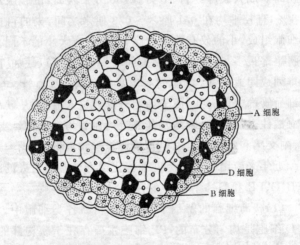

A 细胞

D 细胞

B 细胞

图 8　胰岛内几种内分泌细胞的分布情况

(2)胰岛细胞类型:①A 细胞:分布于胰岛的周围,占胰岛的 20%,在 Mallong 染色的标本中,A 细胞质为红色,细胞体积较大,颗粒核心的电子密度高,有晕环,银反应出现于晕环处,胞浆内含有线粒体、高尔基复合体、粗面内质网。A 细胞分泌的胰高血糖素有促进糖原分解、升高血糖的作用。②B 细胞:多位于胰岛的中心,数目最多,约占胰岛的 70%。其体积较 A 细胞小，Mallong 染色标本中，呈橘黄色。电镜下 B 细胞所含的线粒体比 A 细胞要多。分泌颗粒大小不一，外围有单层界膜，颗粒与界膜间有明显亮晕。细胞质内的粗面内质网和游离核糖体较多。高尔基复合体较发达，线粒体也较大。B 细胞分泌胰岛素。胰岛素是调节体内糖代谢的重要激素。③D 细胞：数量较少，约占胰岛细胞的 5%，夹于 A、B 细胞之间。Mallong 染色，胞质呈蓝色。镜下观察，分泌颗粒较大，外有包膜，内部电子密度较低，与界膜紧贴。细胞器较少，一般认为 D 细胞分泌生长抑素。D 细胞属于旁分泌细胞，它所分泌的激素可以影响相邻的细胞，即生长抑素能抑制 A 细胞和 B 细胞的分泌功能。这 3 种细胞都以缝隙连接方式互相连结，有微细的六角形管道互相沟通，形成良好的细胞间交通道。④PP 细胞：多集中于胰的外分泌部，少集中于胰岛，胞浆内有圆形或椭圆形颗粒，大小不一，中等到高电子密度。PP 细胞出现在胰内分泌瘤中，PP 细胞分泌胰多肽。⑤D$_1$ 细胞：比 D 细胞的数目少，电镜下观察 D$_1$ 细胞的颗粒形态特征和 D 细胞颗粒差不多，但体积却小得多，直径为 71 纳米～178 纳米的圆形颗粒，有亮晕，颗粒内有中等嗜锇和强嗜银核心。D$_1$ 细胞可能在细胞内贮存一种在结构上与血管活性肠肽相似的肽，属于促胰液素血管活性肠肽（VIP）族。

上述胰岛内含有的 5 种类型细胞，属于胃、肠、胰分泌细胞，归类于 APUD（胺前质吸收与脱羧）细胞系统。另外还有 1 种 EC 细胞。EC 细胞主要位于胃肠道粘膜内，但胰岛中也有分布。EC 细胞的分泌颗粒有多种形态，如圆形、长条形、U 字形等，直径大小为 250 纳米～300 纳米。颗粒具有嗜银性和嗜锇性，EC 细胞分泌 5-羟色胺、胃肠动素和 P 物质。

9. 胰腺的超微结构是怎样的?

胰腺是 1 个大的腺体,由外分泌部和内分泌部组成。外分泌部有大量腺泡,组成胰腺的大部,其功能是分泌胰液。内分泌部由上皮细胞组成许多细胞团,分散于外分泌部的腺泡之间,称胰岛。它的功能是分泌激素入血,在调节机体代谢方面起重要作用。

(1)胰腺的外分泌部:①腺泡:外分泌部为浆液性复管泡状腺,其小叶借疏松结缔组织结合在一起,导管、血管、淋巴管和神经部位于结缔组织之中。胰腺腺泡呈泡状、管状、腊肠状或葡萄串状,是外分泌部的分泌单位。腺细胞呈锥形或柱形。细胞位于厚约 15 纳米~40 纳米的基膜上,外包有少许纤细的网状纤维及丰富的毛细血管,细胞核为圆形,位于细胞近基底部,含有 1~2 个核仁,胞浆丰富。腺泡的腔面有一些扁平或立方的细胞,细胞较小,细胞质染色浅,称泡心细胞。泡心细胞是闰管上皮细胞的延续,因而是导管的开端(图 9)。腺腔的大小随腺泡细胞的功能状态而变化,在细胞分泌后腔最大,细胞

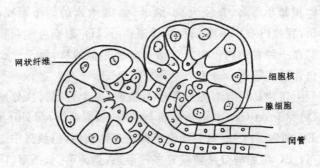

图 9　腺泡结构示意图

分泌前腔最小,常难看到,如泡腔明显扩张,并且为局灶性,则

需考虑局部排泌导管有否阻塞；如为弥漫性扩张，则需考虑有否胰腺炎或其它胃肠及全身疾病，而引起胰腺泡分泌功能亢进及胰液潴留。②腺泡细胞的超微结构（图10）：在光学显微镜下，细胞顶部细胞质内可见很多圆形酶原颗粒，呈明显的嗜

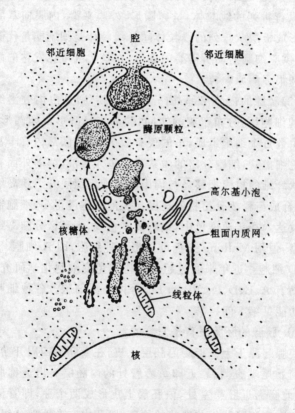

图10 胰腺细胞模式图

酸性；细胞基部的细胞质呈高度嗜碱性，在染色前若先用核糖

核酸酶处理标本,基部细胞质便失去嗜碱性反应,说明嗜碱性部位含有核糖核酸。腺泡细胞是典型的分泌蛋白质的外分泌细胞,对它的超微结构的研究比较深入,是腺泡细胞的模式图。在电子显微镜下观察腺泡,腺泡细胞的细胞核呈圆形,核被膜上核孔较多,核内常有 1～2 个明显的核仁。于基底部还可见纵行排列的线粒体,呈卵圆形,外膜平滑,内膜向基质内折叠形成板层状排列的线粒体嵴。线粒体是细胞能量代谢的中心,供应细胞活动所需要的能量。在核上区可见发达的高尔基体和很多酶原颗粒。

(2)胰腺的内分泌部:内分泌部即胰岛,是由内分泌细胞组成的细胞团,分布于腺泡之间,胰岛多呈圆形或卵圆形,大的可由数百个细胞组成,小的仅有数个细胞,胰岛内有丰富的有孔毛细血管,细胞分泌的激素直接进入血液。胰岛外面有薄层网状纤维的被膜把胰岛与周围的腺泡组织隔开。胰岛细胞较小,合成与释放分泌物的速度比腺泡细胞慢得多,细胞器也不甚发达。在普通染色中,细胞质着色浅,不易区分胰岛细胞的类型,但用 Mallong 染色可分出 3 种细胞,即 A 细胞、B 细胞和 D 细胞。近年来通过超微结构和免疫细胞化学研究,发现胰岛有 A、B、D、D_1、PP 和 EC 等内分泌细胞。各种细胞的生理功能见第 8 问。

10. 胰腺的胚胎发育是怎样的?

胰腺起源于十二指肠内胚层上皮,在人胚第四周开始时,位于前肠尾端腹侧,靠近卵黄囊管处的内胚层突出囊称肝憩室,在前肠靠近肝憩室处,内胚层上皮形成两个芽,即背侧胰腺芽和腹侧胰腺芽。此即胰的原基,腹胰由左右两部分组成,位于肝憩室下方的夹角内,紧靠胆总管而共同开口于十二指肠降段内侧;背胰的位置稍高于腹胰,而且出现时间稍早。

在胚胎的 5～6 周演发过程中,背胰比腹胰生长迅速。由于十二指肠壁发育的不均衡及十二指肠转位,腹胰也随着转位至背侧,并与背胰各自伸入背系膜内,腹胰贴靠在背胰的后下方。在胚胎的第七周时,背胰和腹胰开始融合,最后两胰合并,腹胰形成胰头的大部分,背胰形成胰头的小部分以及胰体和胰尾(图 11)。在胰组织的合并同时,两个胰导管也互相融合沟通,纵贯胰腺全长的主胰管是由腹胰管与背胰管汇合而成,排出胰液,并与胆总管合并开口于十二指肠降部。背胰管的近端或萎缩消失,或存留而成副胰管,单独开口于十二指肠。

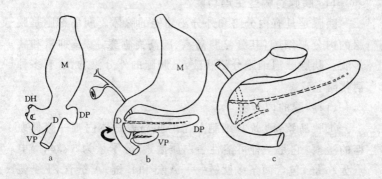

图 11 胰腺的胚胎发育

a. 胚胎发育第三周末的胰原基;b. 胚胎发育第七周末的胰原基;c. 两胰原基融合后形成的胰腺(M＝胃,D＝十二指肠,DH＝肝芽,DP＝背侧胰原基,VP＝腹侧胰原基)

胰外分泌的发生过程,是在分化开始时,在胰的始基内先形成许多细胞索。细胞索反复分支并中空,形成胰内的各级小导管,其末端膨大部分成为外分泌的腺泡。与此同时,一些上皮细胞群或细胞索不出现管腔细胞索增长,继而卷曲成团,并与其它细胞索分离,其中有丰富的毛细血管,即发育成内分泌的胰岛。

如果胰的原基伸入胃肠壁、胆系,甚至脾脏或网膜内,就会在这些器官中出现胰组织,称为异位胰腺。在腹胰部分向背侧移位时,如果一部分自右侧转向背侧,而另一部分从左侧转向背侧,并在沿途移行中遗留胰腺组织,结果形成围绕十二指肠1周的胰腺组织,称之为环状胰腺。此外尚可有胰腺不发育或发育低下,导管系统先天性异常,胰腺发育不良性囊肿和先天性囊性胰腺。以上均为胰腺胚胎发育障碍所造成的先天性异常。

11. 胰腺有哪些生理功能?

胰腺是具有内分泌和外分泌功能的腺体。胰岛细胞是胰腺的内分泌细胞,其分泌胰岛素、胰高血糖素、生长抑素和胰多肽。胰腺腺泡细胞分泌胰液,是胰腺的外分泌物,含有多种消化酶。

(1)胰腺的内分泌

①胰岛素:胰岛 B 细胞分泌的胰岛素是体内唯一降低血糖的激素。它是一种可溶性蛋白质激素,分子量为 5 734,等电点为 5.35,包含两条多肽链——A 链和 B 链。A 链含 21 个氨基酸残基,B 链含 30 个氨基酸残基,两链之间由两个胱氨酸的双硫键相连,在 A 链内还有 1 个链内双硫键,此键与胰岛素的生物活性有密切关系,当它们被还原裂解时,胰岛素即失去活性。不同种属动物的胰岛素结构大致相同。例如人和猪的胰岛素只有 1 个氨基酸不同,其生物活性相似。正常人循环血液中胰岛素的浓度约 20 微单位/毫升,进食后可立即升高到 50～150 微单位/毫升,其半衰期约为 10 分钟或更短。分泌入血液的胰岛素几乎全部由肝、肾、骨骼肌和脂肪组织所摄

取。进入肝脏的胰岛素可能有 40% 在肝内灭活。在肾脏，胰岛素可由肾小球滤过，并被肾小管所降解灭活。肌肉移除的胰岛素总量与肝、肾清除量相似。胰岛素的生理作用是调节机体各种营养物质，主要是促进糖原与脂肪的贮存，促进蛋白质和核酸的合成，对于维持正常代谢和生长是不可缺少的。胰岛素缺乏时，引起明显的代谢障碍，血糖水平升高，大量糖自尿中排出，称为糖尿病。胰岛素浓度升高则可引起低血糖。如胰岛 β 细胞瘤可引起顽固性低血糖症。

②胰高血糖素：由胰岛的 A 细胞所分泌，由 29 个氨基酸组成多肽，分子量为 3 485，胰高血糖素在血液循环中呈游离状态存在，不与载体蛋白结合，半衰期为 5～10 分钟，极易被酶分解而失去活性。灭活的主要场所是肝脏，其次是肾脏，也可在血液中灭活，其消失速度比胰岛素快。正常人血浆中胰高血糖素的浓度约为 50 纳克～100 纳克/毫升。胰高血糖素有促进糖原分解和糖原异生的作用，主要生理效应是增加血糖。当静脉注射胰高血糖素后，30 分钟内可使血糖浓度增加 50%，1 小时内作用消失。此外还可促进氨基酸经细胞膜转运入肝细胞，并加速其脱氨基作用，为糖原异生提供原料，也使尿素增加。对脂肪的代谢主要通过增加脂肪酶的活性，促进甘油三酯的分解，释放出脂肪酸，并进行氧化生成酮体。胰高血糖素生物活性较广泛，它能增强心脏活动和扩张血管，降低冠脉和外周血管阻力，故可用于治疗心血管疾病；它抑制下食管括约肌、胆管口括约肌、胃肠平滑肌和肠绒毛的收缩，抑制胃酸和胰液的分泌，增加胆汁分泌，故可用于解除内脏疼痛，治疗胰腺炎，促进胆石排出；亦可作为治疗胃出血的辅药；插内窥镜时，它可作为平滑肌松弛剂。这些都属于胰高血糖素的药理作用。此外，它还可以刺激生长激素、胰岛素、降钙素和儿茶

酚胺的分泌。

③生长抑素:由 D 细胞所产生,由 14 个氨基酸组成的多肽。除能抑制生长激素的分泌外,还能抑制许多其它激素的分泌,在血液中生长抑素的含量很低,半衰期约为 1 分钟,破坏迅速,故应用放免法很难测出正常人血浆中生长抑素的水平。在脑和神经组织中的生长抑素可以神经激素、神经递质或神经调制物的方式起作用。下丘脑正中隆起所释放的生长抑素进入下丘脑—垂体门脉血管,以神经激素的方式调节生长激素和垂体其它激素的分泌,如抑制生长激素的释放,抑制促甲状腺素的释放。但它对垂体的其它激素如 FSH(促卵泡激素)、LH(促黄体激素)、ACTH(促肾上腺皮质激素)似无影响。在胃肠道内的生长抑素也起着广泛的抑制作用,如抑制各种胃肠激素、胃泌素、促胰液素、CCK(缩胆囊素)、GIP(抑胃肽)、VIP(血管活性肠肽)、胃动素、肠高血糖素的分泌;抑制胃酸、胃蛋白酶、胰酶、胰碳酸氢盐和唾液淀粉酶的分泌;抑制胃肠和胆道运动;抑制小肠对葡萄糖、氨基酸、甘油三酯和钙等离子的吸收;减少内脏血液量等。故可以认为生长抑素是一种抑制性激素。它可能以旁分泌途径对靶细胞起作用,故为一种局部调节肽。

④胰多肽:产生胰多肽的细胞为 PP 细胞,此细胞主要位于胰岛周边缘的异种细胞区内,此外,在胰腺外分泌实质中和胰管上皮细胞内也分散地存在有 PP 细胞。成人 PP 细胞数目随年龄而增加,几乎全在胰头发现。胰多肽是由 36 个氨基酸组成,平均分子量约 4 200,牛、羊、猪和人的胰多肽在 36 个氨基酸中只有 1～4 个氨基酸的位置不同。我国青年学生(20 岁左右),空腹血清的胰多肽水平,男性为 146±38 纳克/升,女性为 140±35 纳克/升。血浆的胰多肽水平随昼夜而变动,每

日 6～8 点钟降至最低点,随后升高;推测白天胰多肽升高与神经活动有关。胰多肽的生理作用是抑制胰酶的分泌,增加胆总管和胆管口括约肌的张力;减少血浆的胃动素,使胆囊松弛,因而增加胆囊的储量。

⑤血管活性肠肽(VIP):是来自肠粘膜和胰腺 D_1 细胞的舒血管活动物质,为强有力的肽类激素,由 28 个氨基酸组成。在大脑发现大量 VIP,在下丘脑 VIP 浓度亦较高,血浆中 VIP 水平很低,正常人空腹血清在 100 纳克/升以下,且破坏迅速,半衰期低于 1 分钟,VIP 主要在肝脏灭活,故无明显全身效应。VIP 的生理作用是激活腺苷酸环化酶,促使肠液、胰液分泌;刺激胰岛素和胰高血糖素分泌;使血管扩张,血流增加;抑制胃酸分泌;释放肝糖原;对心脏有增强收缩力的作用。

(2)胰腺的外分泌

①胰液的无机物:在胰液的无机成分中,碳酸氢盐的含量很高,占第一位。碳酸氢盐是促胰液素刺激泡心细胞和小导管壁细胞所分泌的。胰液中占第二位的负离子是氯。此外胰液中尚有少量的磷酸和硫酸根离子。胰液中的阳离子主要为钠、钾、钙。它们的浓度不依赖于分泌速度,而于血浆中的浓度非常接近,如果血浆组成保持恒定,则胰液中阳离子和阴离子的总数也不依赖于胰液分泌速度。胰液中尚有少量的钙和微量的镁与锌。

②胰液的有机物:胰液中的有机物主要是蛋白质,含量由 $0.1\% \sim 10\%$ 不等,随分泌的速度不同而有不同,胰液中含有全部消化三大食物的酶类。特别是蛋白、脂肪类食物,缺少胰液则消化不全,因脂肪不易消化吸收而影响脂溶性维生素 A、D、E、K 的吸收。

12. 胰液的成分有哪些？

胰液是一种无色无臭的碱性液体,pH 值为 $7.6 \sim 8.2$,渗透压与血浆相等。正常人的胰液分泌与食物或其它刺激有关,成人每日分泌的胰液量为 1 升～2 升,胰液中含有无机物和有机物。

(1)在无机成分中,有水和电解质。其中阳离子有钠、钾、钙等,主要是钠。钠、钾离子在胰液中的浓度,与血浆中的浓度非常接近,而不依赖于分泌的速度,钙离子的浓度比血浆低。胰液中的阴离子有碳酸根、氯、磷酸根、硫酸根等,其中主要的是碳酸根和氯离子。碳酸根离子的含量很高,其胰液中的浓度为 60 毫摩尔～140 毫摩尔/升,且浓度随分泌速度的增加而增加,最高时可达血浆的 4 倍。碳酸根离子的主要作用是中和进入十二指肠的胃酸,保护肠粘膜免受强酸的侵蚀;同时也为肠内多种消化酶提供最适宜的 pH 值环境(pH 值 7～8)。而占第二位的阴离子是氯离子,氯离子的浓度亦与胰液分泌速度有关。但与碳酸根离子浓度不同的是,在一定范围内,氯离子的浓度与胰液的分泌速度呈相反方向变化。所以,胰液中的这两种阴离子浓度的和是相当恒定的。

胰液中的无机成分主要是由小导管上皮细胞分泌的,泡心细胞也可分泌无机物。这些细胞内含有丰富的碳酸酐酶,在它的催化下,二氧化碳和水可以化合成碳酸,后者再经过离子化而产生碳酸根离子。

(2)胰液中的有机物主要是蛋白质,含量为 $0.1\% \sim 10\%$ 不等,随分泌的速度不同而有所不同。而胰液中的蛋白质主要由多种消化酶组成。它们是由胰腺的腺泡细胞合成、贮存和释放。胰液中含有水解 3 种主要食物的水解酶,因而在食物消化中占有重要的地位,胰酶缺乏对糖类的消化影响不大,但可影响蛋白质和脂肪的消化和吸收。脂肪的吸收障碍又可影响脂溶性维生素的吸收。

13. 胰腺的消化酶有哪些？

(1)糖类消化酶：①胰淀粉酶：是一种 α-淀粉酶，它不需要激活就具有活性，对生的或熟的淀粉的水解效率都很高，可分解淀粉为 α-糊精、麦芽寡糖和麦芽糖，其作用的最适宜 pH 值为 6.7～7.0。②胰麦芽糖酶：可分解麦芽糖为葡萄糖。③胰蔗糖酶：分解蔗糖为葡萄糖和果糖。④胰乳糖酶：分解乳糖为葡萄糖和半乳糖。

(2)蛋白消化酶类：胰液中的蛋白分解酶分为内切酶与外切酶。内切酶有胰蛋白酶和糜蛋白酶 A、B，其作用于蛋白质结构内部的肽链，使其降解为较小分子的多肽。外切酶包括羧肽酶 A、B 和亮氨酸肽酶，其作用于经过胰蛋白酶分解后形成的多肽末端处的肽链，最后蛋白质被消化成氨基酸、二肽和三肽。而二肽和三肽又经过肠粘膜细胞刷状缘的二肽酶和三肽酶分解为氨基酸，进入小肠粘膜上皮细胞。包括：①胰蛋白酶原：胰腺分泌的为无活性的胰蛋白酶原，在胃酸及肠激酶的作用下，迅速转化为具有活性的胰蛋白酶，同时胰蛋白酶以及组织液也能使胰蛋白酶原活化。胰蛋白酶可分解蛋白质为胨和脉，另外，还能激活或转化为其它的蛋白质激化酶类。②糜蛋白酶原：胰腺分泌的无活性的糜蛋白酶原在胰蛋白酶的作用下，转化为有活性的糜蛋白酶，可分解蛋白质为胨和脉。若与胰蛋白酶同时作用于蛋白质时，则可水解蛋白质为小分子的多肽和氨基酸。糜蛋白酶还有较强的凝乳作用。③氨基肽酶原和羧基肽酶原：两者均被胰蛋白酶激活，氨基肽酶在肽链的 N 端将多肽水解为氨基酸。而羧基肽酶在肽链的 C 端将多肽水解为氨基酸。④弹性蛋白酶原和胶原酶：在胰蛋白酶的作用下,弹性蛋白酶原被激活,弹性蛋白酶和胶原酶分别水解结缔组织中相应的蛋白纤维。⑤核糖核酸酶及脱氧核糖核酸酶:它们分别使相应的核酸部分地水解为单核苷酸。⑥胰舒血管素原:在胰蛋白酶的作用下转变为胰舒血管素,此酶可将血中激肽原分解为具有活性的激肽。胰蛋白酶还能将激肽原分解为缓激肽。这些激肽能扩张血管,增加血管通透性,致使血压下降。

(3)脂肪类消化酶:①脂肪酶:是一种甘油酸酯水解酶,它可分解甘油三酯为脂肪酸、甘油一酯和甘油。最适宜的 pH 值为 7.0～9.0。在胆盐的协同下可增强其活性。②磷脂酶 A:胰组织内的磷脂酶 A 被胰蛋白酶和胆酸所激活,将胆汁内的卵磷脂和脑磷脂转变为溶血卵磷脂和溶血脑磷脂,溶血脑磷脂具有高度细胞毒性,可引起溶血和胰腺细胞膜的离解和破坏。磷脂酶 B 能水解卵磷脂为甘油磷酰胆碱。③胆固醇酯酶:可水解胆固醇酯为胆固醇和脂肪酸。

14. 胰液如何消化糖?

膳食中的糖主要来自植物淀粉,由直链淀粉和支链淀粉所组成。直链淀粉占淀粉总量的 20%,由 25～2 000 个葡萄糖分子以氧桥相连而成,氧桥介于葡萄糖的第一位碳和另一葡萄糖的第四位碳之间,称之为 α-1,4 糖苷键,其分子量为 10 万左右。支链淀粉是一种非常大的分支多糖,由 4 000 或更多葡萄糖分子组成,约占淀粉总量的 80%,其直链中的葡萄糖分子和直链淀粉一样,由 α-1,4 键连结,其支链的分支点发生于每 25～30 个葡萄糖分子处,不过,此处为 α-1,6 糖苷键,其分子量为 100 万或者更大。

除淀粉外,人还摄取某些多糖纤维素、葡萄糖同质多糖,如动物性肝糖原,摄入一些半乳糖、甘露糖、阿拉伯糖和木糖同质多糖,以及一些异质多糖。在摄取的寡糖中,以蔗糖的含量最多,其次为麦芽糖和乳糖。在人的正常膳食中,只含有少量的单糖。

虽然所摄入的糖绝大多数是淀粉、寡糖和多糖,但是由肠粘膜吸收后释放入门静脉血液中的糖则为单糖(主要为葡萄糖),所以凡摄入的糖必须经过消化分解成为单糖才能被吸收。

淀粉的水解始于口腔,进入小肠内,主要有胰淀粉酶继续消化淀粉。

(1)胰淀粉酶:从胰腺分离出的淀粉酶结晶体是一种 α-淀粉酶,它不需要激活,但需要有氯离子存在,分泌出来即有活性,而且水解淀粉的效率很高,速度快,1 毫升十二指肠液内所含的胰淀粉酶每小时可消化 1 克～9 克淀粉,酶和淀粉接触 10 分钟,就使淀粉完全水解。胰淀粉酶在 pH 值 4～11 范围内很稳定,其最适 pH 值为 6.7～7.0,此酶可少量入血液称血淀粉酶。当胰管阻塞、胰腺炎时可有大量胰淀粉酶进入血液,同时由尿中排出,故血、尿淀粉酶均可升高。胰淀粉酶为一种内切酶,它们只能裂解淀粉分子内部的 α-1,4 糖苷键,因此,其最终分解产物为麦芽丙糖、麦芽糖以及异麦芽糖(α-极限糊精)。这些糖只剩有外键和 α-1,6 键,因此胰淀粉酶不能使淀粉水解成葡萄糖。

(2)胰麦芽糖酶:可分解麦芽糖为葡萄糖。

(3)胰蔗糖酶:分解蔗糖为葡萄糖和果糖。

(4)胰乳糖酶:分解乳糖为葡萄糖和半乳糖。

15. 胰液如何消化蛋白质?

蛋白质对维持成年人的健康和保证儿童生长是必需的。成年人每日每公斤体重需要 0.5 克～0.7 克蛋白质,才能维持氮的平衡。1～3岁儿童每日每公斤体重需要4克蛋白质，才能满足其生长需求。机体的蛋白质由20种不同的氨基酸组成，其中的半数可由不同种类的动物蛋白合成。人的必需氨基酸须由食物提供。不同蛋白质的氨基酸组成差异很大。一般来说，动物性蛋白如瘦肉、乳和蛋类含有适宜的和必需的氨基酸。相反，许多植物性蛋白往往缺少某种必需氨基酸。如果动物或人单纯摄食某一种植物性蛋白，则妨碍其生长发育。

（1）胰蛋白酶原：胰液分泌的为无活性的胰蛋白酶原，需在胃酸、肠激酶的作用下，才能迅速转化为有活性的胰蛋白酶，同时胰蛋白酶又可自身激活，组织液也可使胰蛋白酶原活化。胰蛋白酶可分解蛋白质为䏡和䏺，例如，胰蛋白酶水解赖氨酸和精氨酸侧链上带有正电荷的碳键，产生带有碱性氨基酸作为羧基末端的肽。另外，还能激活或转化其它的蛋白质消化酶类。

（2）糜蛋白酶原：糜蛋白酶原是在胰蛋白酶作用下，转化为有活性的糜蛋白酶，其只作用于芳香族氨基酸的碳键，如苯丙氨酸、酪氨酸，产生具有芳香族氨基酸作为羧基末端的肽。胰蛋白酶和糜蛋白酶两者同时作用于蛋白质时，则可水解蛋白质为小分子的多肽和氨基酸。糜蛋白酶还有较强的凝乳作用。

（3）氨基肽酶原和羧基肽酶原：两者均可被胰蛋白酶激活，氨基肽酶在肽链的N端水解多肽为氨基酸。而羧基肽酶在肽链的C端水解多肽为氨基酸。

（4）弹性蛋白酶原和胶原酶：在胰蛋白酶的作用下，弹性蛋白酶原被激活，弹性蛋白酶和胶原酶分别水解结缔组织中相应的蛋白纤维。

（5）核糖核酸酶、脱氧核糖核酸酶：它们分别使相应的核酸部分地水解为单核苷酸。

最后,氨基酸通过细胞转运至血液进入门静脉系统。

16. 胰液如何消化脂肪?

脂肪除了是机体热能的重要来源外,还是机体重要组成部分。为了使膳食中不溶于水的脂肪变为机体能利用的形式,脂肪必须经过复杂的物理和化学变化才能被吸收,进入吸收细胞,然后转运至淋巴和血液。脂肪为一大类化合物,是膳食中最浓缩的热源,每 1 克脂肪可产生 37.65 千焦(9 千卡)热,而 1 克糖只产生 16.73 千焦(4 千卡)热。重要的食物脂肪包括:三酸甘油酯,约占总脂肪量的 95%;其余为胆固醇、磷脂、糖脂,以及微量的脂溶性维生素 A、D、E、K 等。

脂肪在胃和十二指肠内乳化有利于其消化吸收。

(1)胰脂肪酶和共酯酶:在生理条件下,胆盐可以抑制胰脂肪酶活性,在共酯酶的作用下,胰脂肪酶才能发挥作用。为了催化三酸甘油酯水解,脂肪酶必须分散于脂肪小滴的表面。由于脂肪小滴表面覆盖着乳化因子,脂肪酶就不能与它的作用底物——脂肪小滴相接触。对于胆盐起乳化作用的脂肪,脂肪酶就不能发挥作用,这就是所谓胆盐抑制胰脂肪酶的机制。胰腺分泌脂肪酶的同时,还分泌共酯酶。共酯酶为一种蛋白质,分子量约为 11 000。胰分泌脂肪酶和共脂酶。在胆盐存在时通过亲水性相互作用,共酯酶与油滴中三酸甘油酯相连。然后,在底物的界面上 1 分子脂肪酶与 1 分子共酯酶相连,它使脂肪酶与油滴界面或微胶粒接触,然后开始水解三酸甘油酯,将其水解为脂肪酸和 2-单酸甘油酯。胰脂肪酶可进入血液称为血脂肪酶;当 pH 值为 8.0,有胆盐参与时,脂肪酶可水解次级醇及其它醇的酯,如胆固醇。脂肪酶还可水解水溶性的酯。

(2)磷脂酶 A:胰组织内的磷脂酶 A 可被胰蛋白酶和胆

酸所激活,然后将胆汁内的卵磷脂和脑磷脂转变为溶血卵磷脂和溶血脑磷脂,后者具有高度细胞毒性,可引起溶血和胰腺细胞膜的解离和破坏。磷脂酶 B 能水解卵磷脂为甘油磷酰胆碱。

17. 胰液分泌的头相调节是如何进行的?

头相又称神经相,或胰液分泌的神经调节。头相分泌是在食后 1~1.5 分钟开始,延续十几分钟,其分泌量不多,但胰酶较丰富。头相调节主要是通过迷走神经来实现,故切断迷走神经,头相的反射性分泌即消失。

兴奋迷走神经引起胰液分泌增加的机制,分为迷走神经对胰腺腺泡细胞的直接作用及间接作用两种。直接作用是由于胰腺腺泡处有迷走神经的末梢,故当兴奋时释放出乙酰胆碱,作用于腺细胞的受体,使其分泌胰液。而间接作用主要是通过下列途径来实现的:

(1)迷走神经兴奋,刺激胃窦部 G 细胞,分泌胃泌素,而胃泌素与 CCK(缩胆囊素)的化学结构有部分相同,可引起胰酶分泌增加。

(2)迷走神经兴奋,可引起胃酸分泌,而胃酸进入十二指肠又可刺激促胰素和 CCK 的释放。

(3)迷走神经兴奋,可增强分泌细胞对 CCK 和促胰素的敏感性。在头相分泌中,迷走神经的间接作用可能比直接作用更为重要。

临床和实验均证明,与食物相关连的嗅、视觉或想象食物均能刺激胰液分泌。如假食或与胰瘘的病人谈论美味食物时,均可引起胰液的分泌,故头相的神经活动包括条件反射和非条件反射。

18. 胰液分泌的胃相调节是如何进行的？

食物进入胃内后，可反射性地使胰液分泌增加。主要通过下列机制实现：

（1）食物入胃后，引起胃底和胃体的扩张，直接兴奋迷走神经，再作用到胰腺，从而直接引起胰酶的分泌。

（2）食物中的蛋白质消化物通过对胃窦的刺激，使胃粘膜G 细胞分泌胃泌素，从而间接地使胰腺分泌富含酶的胰液。

（3）使胃酸分泌增加，而胃酸进入十二指肠后，又可刺激小肠粘膜内分泌细胞分泌胰泌素和胰酶泌素，从而亦可使胰液分泌增加。

19. 胰液分泌的肠相调节是如何进行的？

肠相调节是胰液分泌的体液调节，也是胰液分泌的最重要环节，绝大部分的胰液分泌发生在这一期。肠相分泌受多种胃肠激素的调节，最主要的有胰泌素和缩胆囊素——促胰酶素（CCK-PZ），还有血管活性肠肽。此外，神经系统也有一定影响，迷走胆碱性神经可通过肠胰反射，直接作用于胰腺，引起胰酶分泌。

（1）促胰液素和 CCK-PZ，是促进胰液分泌的两个最主要激素。促胰液素主要作用于胰腺小导管的上皮细胞，使其分泌大量的水分和碳酸氢盐，使胰液分泌量大为增加，而酶的含量却很低。但促胰液素亦有轻度增加胰酶分泌的作用。只有在大剂量时，于开始时有一短暂的胰酶分泌增加，即所谓冲刷作用，随后胰酶分泌便受抑制，并在大量的分泌液中没有酶。CCK-PZ 则相反，它主要刺激腺泡细胞引起胰酶分泌增加，但也有很小的刺激腺泡细胞引起水分和碳酸氢盐分泌的作用。

（2）引起小肠粘膜内 S 细胞释放促胰液素的因素，按其强弱顺序排列有：盐酸、蛋白质分解产物、脂酸钠等，而糖类物质无此作用。

（3）激素间的相互加强作用。胰泌素可引起碳酸氢盐的分泌，而若与小剂量的CCK-PZ一起使用，则胰碳酸氢盐的分泌可明显增加；同样，CCK-PZ与小剂量胰泌素同时使用，可大大加强胆囊的收缩力量。

（4）神经和激素机制的相互作用。在肠相胰液分泌的调节中，副交感神经与肠激素之间存在着密切的关系，而迷走神经对促胰液素释放的控制一直没有得到证实。

（5）调节物引起胰酶分泌的机制。不同的调节物作用于胰腺泡细胞上的不同受体，根据受体被激活后的细胞内信使不同，将调节胰腺分泌的物质分为两类：一类是通过钙离子和甘油二酯介导的。此类调节物有乙酰胆碱、CCK-PZ、胃泌素、铃蟾素和P物质等。它们与相应的受体结合后，引起细胞膜的磷脂酰肌醇转变为三磷酸肌醇（ZP$_3$）和甘油二酯（DAG），从而使细胞内钙离子增加，同时激活蛋白激酶，引起酶的分泌反应。另一类调节物是通过cAMP（环腺苷酸）介导的，该类调节物质有促胰液素、血管活性肠肽和霍乱毒素等。它们与相应受体结合后，通过激活细胞膜上的腺苷酸环化酶，使cAMP增加而引起胰酶分泌。这两种介导机制既相互独立，又有相互加强作用。

（6）小肠粘膜可向肠腔内释放一种肽类物质，作用于CCK分泌细胞，引起CCK释放和胰酶分泌。此肽类物质为"CCK释放肽"。胰蛋白酶可使其失活，故和盐酸对胃酸分泌的负反馈作用相似，胰蛋白酶对胰液分泌也有反馈性调节作用。

20．什么是肠胰岛轴？

在本世纪初，促胰液素被发现以后，人们即推测和促胰液素控制胰外分泌一样,小肠还产生一种能刺激胰腺内分泌的化学物质。后来法国学者拉氏(LaBarre)等发现,促胰液素的粗制品可使血糖下降,他们将肠组织中能刺激胰内分泌的活性物质称为肠促胰岛素(Incretin)。

通过测定血清胰岛素人们发现,虽然口服葡萄糖比静脉注射同量葡萄糖引起血糖水平要低,但是胰岛素的分泌反应却强得多。据推测口服葡萄糖后所释放的胰岛素,可能有一半是由肠因素所引起的,这表明肠道是向胰岛发出始动信号的重要部位。从这以后,许多胃肠激素纷纷被证明有促胰岛素作用,如胃泌素、缩胆囊素、促胰液素、血管活性肠肽、抑胃肽等。

在此基础上,1969 年温氏(Unger)等将胃肠道通过释放生物活性物质调节胰岛细胞活动的机制称为肠胰岛轴(Enteroinsular axis)。近年来的研究普遍认为,肠胰岛轴应包括食物在肠道消化吸收过程中,将信息传递至胰岛各型细胞的全部机制,即神经机制、内分泌机制,以及吸收的营养物质对胰岛的直接作用。

肠胰岛轴揭示了消化过程与其紧密相接的代谢过程之间存在密切的联系。

21. 胰高糖素细胞(A 细胞)有什么功能?

A 细胞约占胰岛细胞总数的 20%,多在胰体部和胰尾部,而胰头部则较少。在 Mallong 染色的标本中,A 细胞胞质为红色,体积较大,常呈多边形,分布于胰岛的外周部。在电子显微镜下,A 细胞的细胞核常有凹陷或分叶,胞质内的分泌颗粒为圆形,周边有膜,内有 1 个高电子密度的核心埋于低电子密度的基质内,有晕环,且 Grimelius 银反应出现于晕环处。粗面内质网和游离核糖体少,线粒体也较少,呈细长形,高尔基体较小,不发达。A 细胞分泌胰高血糖素,有促进肝糖原分解,升高血糖的作用。

22. 胰岛素细胞(B 细胞)有什么功能？

B 细胞是胰岛的主要细胞,数量最多,约占胰岛细胞总数的 70%,多位于胰岛中部。Mallong-ajzn 染色时,B 细胞的细胞质内出现大量橘黄色颗粒。在电子显微镜下,B 细胞的细胞核呈圆形,有时可见多倍体的巨核细胞。细胞质内的糙面内质网、游离核糖体和其它细胞器分布与 A 细胞相似。线粒体较大,高尔基复合体也较发达,细胞质内还可见一些微管和微丝。它们在靠近毛细血管的一侧的细胞质内尤为明显,在细胞膜下方可见膜下微丝网,微管的分布与分泌颗粒密切相关,微管和微丝可能参与细胞的外吐作用。B 细胞的分泌颗粒多集中于接近毛细血管的一侧,其形态因动物种属不同而有差别。人的颗粒为圆形,较大,平均直径 300 纳米,大小不一致。颗粒外有界膜,内有 1 个中等电子密度的核心,核心呈球形、棒状、长方形或菱形的类晶体。在高倍镜下可见晶体内有周期性条纹。一般认为,这种晶体代表不溶性的胰岛素,而位于界膜与核心之间的颗粒基质电子密度较低,呈细颗粒状。还有少数分泌颗粒的核心呈均质状,没有周期性条纹。有人认为,这两种形态的颗粒代表胰岛素分泌颗粒的不同成熟阶段。B 细胞分泌的主要成分是胰岛素,它是含 51 个氨基酸的多肽,是调节体内糖代谢的重要激素,同时对三大物质代谢均有影响。

23. 生长抑素细胞(D 细胞)有什么功能？

D 细胞数量较少,约占胰岛细胞总数的 5%。D 细胞呈卵圆形或长棱形,位于胰岛周边的 A、B 细胞之间。Mallong 染色细胞质内含有大量蓝色颗粒。在电子显微镜下,D 细胞的细胞核呈圆形,细胞质内糙面内质网和游离核糖体较多,线粒体少而小,高尔基体较明显,常位于核旁,分泌颗粒大小不一,呈圆形或卵圆形,直径 300 纳米～350 纳米,外有包膜,内部电子密度呈低到中等,与界膜紧贴。细胞器较少。免疫细胞化学研究证明 D 细胞的分泌颗粒中含生长激素释放抑制素,对胰岛素、胰高血糖素和胰多肽等的释放有抑制作用。D 细胞为旁分泌细胞,它所分泌的激素可以影响相邻细胞,即生长抑素能抑制 A 细胞和 B 细胞的分泌功能。

24. 胰多肽细胞(PP 细胞)有什么功能?

PP 细胞为近年来发现的一种含胰多肽的细胞,PP 细胞数量很少,它可在胰岛部位出现,亦可存在于腺泡细胞之间以及胰腺导管部位。人的 PP 细胞的分泌颗粒较小,小于 180 纳米,呈圆形或卵圆形。颗粒外有界膜,内容物呈中等电子密度,晕环很窄。免疫细胞化学方法证明,PP 细胞的分泌颗粒中含有胰多肽。PP 细胞可出现在胰内分泌瘤中。有人在胰岛素瘤、胰高血糖素瘤和胃泌素瘤都见到 PP 细胞。有人认为 PP 细胞随年龄而增多,年幼时很少。

25. 胰腺内其它细胞有什么功能?

(1)D_1 细胞:与胰 D 细胞相似,D_1 细胞比 D 细胞小,呈卵圆形或逗点状,常有细长的细胞质突出,在人的胰岛内极少,但在狗和豚鼠则较多,以单个细胞分散于胰岛中,偶尔亦在外分泌部位出现。在电子显微镜下,D_1 细胞的分泌颗粒小(71 纳米～178 纳米)而圆,具有中等嗜锇性、强嗜银性的核心。颗粒外有界膜包围,内容物均质,电子密度中等,有薄晕环。免疫细胞化学方法显示,D_1 细胞分泌血管活性肠肽(VIP)或 VIP 物质,但目前尚有争论。

(2)S 细胞:在电子显微镜下,分泌颗粒为圆形,直径约 200 纳米,有致密核心,分泌促胰液素。

(3)EC 细胞:又称嗜铬细胞,对铬盐有亲和性,主要位于胃肠道粘膜内,但胰岛中也有分布。EC 细胞的分泌颗粒大,有多种形态,如圆形、长条形、U 字形等。颗粒具有亲铬、亲银、强嗜锇,含有 5-羟色胺,颗粒的形状和嗜锇性,与其 5-羟色胺含量有关,含量少时多呈圆形,嗜锇性弱,含 5-羟色胺丰富者,呈多形性,嗜锇性强。颗粒外有界膜,内容物与界膜间有时有一间隙。EC 细胞分泌 5-羟色胺、胃肠动素和 P 物质。

（4）P 细胞:数量少,分泌颗粒小(100 纳米～140 纳米),呈圆形,有薄晕环,对 Grimelius 银反应弱,可能产生铃蟾素样肽。

二、胰腺的影像及实验室检查

26. 正常胰腺的 B 超情况如何?

正常胰腺的 B 超图像所见,有蝌蚪形、哑铃形、腊肠形。尽管胰腺的形态多变,B 超检查时轮廓不一定十分清晰,但边缘光滑、整齐,其正常大小是在肝左叶及腹主动脉之间,肠系膜上动脉及脾静脉位于胰腺下面。由于胰腺被膜的轮廓不像肝脾等其它实质性器官那样境界分明,辨认胰腺在很大程度上依靠其周围器官尤其是邻近的血管。成年人的胰腺实质表现为弥漫的、较粗的点状回声,回声水平一般比肝脏略高,少数与肝脏的回声强度相等。在胰腺实质中央有时可清楚地见到主胰管呈细管状结构,回声略强,宽度不超过 2 毫米。

正常胰腺的 B 超测定值各家报道的差异较大,目前常用的正常值为:胰头＜30 毫米,胰体＜20 毫米,胰尾＜10 毫米。

27. 急性胰腺炎的 B 超图像是怎样的？

急性胰腺炎是一种常见的急腹症，系由胰酶的自身消化而引起，临床上多表现为腹痛、恶心、发热，严重者可出现休克或腹膜炎甚至多脏器损害。一般可分为水肿型和出血坏死型两种。前者多见，病理变化较轻，发病数日后即可恢复。后者少见，病理变化严重，可并发休克、胰腺假性囊肿和脓肿，病死率可达 20%～40%。

急性水肿型胰腺炎，超声表现通常有胰腺弥漫性不同程度肿大，胰腺的头、体、尾部外形饱满，呈腊肠样改变，边缘规则、清晰，内部回声减弱，呈现均匀的低回声。明显肿大的胰腺常对周围的血管有压迫征象，如下腔静脉、肠系膜上静脉和脾静脉，或使这些血管显示不清。但是由于有时胃肠道内积气，有些病例常显示不出胰腺的轮廓，或有的轻型病变在超声图像上也可能看不出异常改变，因而正常的声像图不能排除急性胰腺炎的诊断。

急性出血坏死性胰腺炎，由于其病理变化比较复杂，超声的改变也较为多变，胰腺可表现为高度肿胀，呈现球形或椭圆形，回声不均匀，可有不规则的强回声和混合回声，甚至可以出现部分无回声区，胰腺周围的血管多显示不清。此外，超声检查可以发现合并胰腺周围、网膜囊内积液和腹水征象。

综上所述，若 B 超时有胰腺肿大、异常胰腺实质回声，以及假性囊肿和胰内、外部积液等典型声像图表现，结合临床表现及生化检查，超声可以提示急性胰腺炎的诊断。

28. 慢性胰腺炎的 B 超图像是怎样的？

慢性胰腺炎的超声图像表现是多种多样的，主要是胰腺大小、形态和实质回声改变，并有胰管扩张、胰腺结石以及假性囊肿等异常表现。

（1）胰腺形态的改变：慢性胰腺炎时，B超检查胰腺可表现为肿大型与萎缩型。肿大型表现为胰腺的前后径＞30毫米，其中30％的慢性胰腺炎呈弥漫性肿大，这种病例多为急性期或急性发作期的表现。慢性病例则多表现为局限性肿大，约占40％。另一种表现为萎缩型，胰腺前后径＜10毫米，其病理学基础为胰腺组织的广泛纤维化。胰腺的轮廓常出现轻度不齐，似细锯齿状。

（2）胰腺的内部回声：一般增强，呈强弱不等、不规则的回声，有光带和光斑、分布不均等表现。此系脱落的坏死组织和纤维化、钙化等病变组织形成。

部分慢性胰腺炎由于胰腺局限性炎性肿块，超声图像上可见到有不规则强回声团块，少数病例可呈现低回声，易误诊为胰腺肿瘤。约有20％左右的慢性胰腺炎可显示假性囊肿，表现为圆型无回声暗区。

（3）胰管扩张：主胰管呈囊状或结节状扩张，胰管内可发现结石强回声光斑，后方伴声影，多在胰头较大的胰管内出现。如果超声检查发现合并胆囊或胆管结石，应考虑胆源性胰腺炎的可能性。如能确定有胰腺导管结石，可间接推断有慢性胰腺炎。另外，胰管壁缘不整齐是慢性胰腺炎超声图像的特征。据统计，20％～50％的慢性胰腺炎可显示胰管不规则扩张或节段性扩张合并胰管结石。

29. 胰腺脓肿的 B 超图像是怎样的？

胰腺脓肿是重症胰腺炎的一个严重并发症。胰腺脓肿中约14％的病例发生于急性胰腺炎，其并发症多，包括肝炎、胸水、胰腺瘘、胆瘘、肠瘘，严重者并发败血症、脓毒血症而危及生命，死亡率高，故应及早诊断、及时手术以彻底清除坏死胰腺组织并做充分引流。

胰腺脓肿的诊断除根据临床表现,结合查体所见阳性体征外,尚依据 X 线、B 型超声、CT 等辅助检查。B 超检查能确定腹部包块的部位、数目、大小、性质,可据包块距体表的距离、与周围脏器和血管的关系而为诊断、治疗提供帮助。

胰腺脓肿的 B 超图像主要为:胰腺增大,可见局限性囊性包块,包块轮廓不规则,囊壁较厚,囊内无回声;也可伴有细小、弥漫的回声,偶尔见气体回声。

30. 胰管结石的 B 超图像是怎样的?

胰管结石是胰石症的一种,又称真性结石,本病多继发于慢性胰腺炎,又与胰腺癌有联系,故日益受到重视。

胰管结石在慢性胰腺炎的过程中形成,二者病因基本一致。首先是酒精中毒,其次是蛋白质缺乏所致的营养不良、遗传因素、胰腺血吸虫病、胰管—胆管汇合异常。

上述病因使胰液成分改变,最终引起蛋白质过分浓缩而形成胰石,阻塞微细胰管使其闭塞,逐渐累及各级胰管,各级胰管相继闭塞而使胰腺大部或全部破坏并纤维化。

胰管结石的主要成分为蛋白质、碳酸钙,少数外层含有尿酸。其 B 超图像为:①胰腺轻度增大,回声增强,质地不均匀,边缘不规则,与慢性胰腺炎表现相似。②胰管扩张呈串珠样、扭曲状改变,或呈囊状,扩张的胰管内可见多个点状或团块状强回声,后方伴声影,此为主胰管型;若在胰实质内见到多个或弥漫性的强回声,呈点状,直径 2 毫米～3 毫米,后方无声影,则为末梢型。③如果在发现胰管结石的同时发现胰腺局部肿大,回声减弱,边缘锯齿状,可能合并胰腺癌。

31. 胰腺癌的 B 超图像是怎样的?

胰腺癌是胰腺恶性肿瘤中最常见的一种,也是消化道恶性肿瘤中较常见的。近年来,胰腺癌的发病率在国内外均有上升的趋势,其病因目前尚不十分清楚,慢性胰腺炎和糖尿病可能和胰腺癌的发生有一定关系。据报道,在100例胰腺癌尸解中发现,49%在显微镜下有慢性胰腺炎的表现,84%有胰腺间质纤维化。有人认为,伴有陈旧性钙化的慢性胰腺炎,其钙化灶有致癌作用。此外,也有人认为,胰腺炎可能还与内分泌、胆汁中含有的致癌物质、吸烟、大量饮酒等因素有关。胰腺癌可以发生在胰腺的任何部位,但以胰头部最多见,占60%~70%,胰体部次之,约占20%,胰尾部最少见,约占5%。也有少数病例癌弥漫于整个腺体,难以明确区分其所在部位。

大多数胰腺癌的病人在就诊、入院或确诊之前其病程已达3~6个月之久,他们多是在胰管、胆管或胆总管发生梗阻或发生转移的情况下才就诊。胰腺癌的主要临床表现有黄疸、上腹胀痛或不适、体重减轻及恶心、呕吐、消化道出血等。

B超检查对胰腺癌的诊断阳性率为63%~93%,特异性可达96%,其声像图表现有:

(1)胰腺肿大,向外突出,呈圆形或分叶状实性肿物伴有外形改变,常有不规则的边缘和伪足样突起。由于肿瘤为实性,形态固定,适当加压探查,肿块无压迫性变形。

(2)局部回声减低。胰腺癌B超检查,肿瘤部位失去正常胰腺的回声结构,内部回声减低,后方呈衰减状浸润。肿瘤结节内部常有弥漫性低水平的点状回声,中间也可出现较粗大的点状回声。

(3)对周围的血管和脏器有压迫征象,如胰头癌压迫下腔静脉和肠系膜上静脉,还可阻塞胆总管引起一系列肝外胆道阻塞征象。如胰头癌阻塞胰管可引起胰管扩张征,在声像图上出现双管征。此外,胰腺癌转移时,还可出现肝内转移性肿瘤或腹水等伴随征象。

32. 同位素胰腺扫描的原理是什么？

胰腺疾病是消化系统比较常见的疾病,由于早期缺乏明显的症状及体征,故对胰腺疾病的早期诊断,特别是胰腺肿瘤的早期诊断比较困难,虽然 B 超、X 线、CT、磁共振成像、胰胆管造影等检查技术已被普遍采用,但各有其利弊和一定的局限性。利用同位素胰腺扫描可以同时观察胰腺的形态和功能,为胰腺疾病的诊断提供了一种简便、无创的诊断方法,对胰腺疾病的早期诊断有肯定价值。

正常胰腺每日分泌消化液 750 毫升～1 500 毫升,每 100 毫升中约含蛋白质 1.0 克～2.0 克。即每日因制造消化酶而合成 7.5 克～30 克蛋白质,利用这种高速度的蛋白合成,人们寻找到了一种能定位在胰腺的适合于显像的天然氨基酸的放射性类似物。^{75}Se-蛋氨酸与参与消化酶合成的蛋氨酸中的硫在化学性质上相似,故采用^{75}Se-蛋氨酸作为消化酶合成的前身物而被胰腺吸收,使胰腺显像。虽然蛋氨酸和^{75}Se-蛋氨酸在引入机体后由于所衍生的蛋白质的分解代谢有差别,以及放射性代谢产物的再利用有差别,从而使两者的生物学行为出现明显差异,但在给药的早期,两种氨基酸均参与积极的输送和蛋白质合成过程,其生物学行为差别不大。胰腺对^{75}Se-蛋氨酸的摄取与外分泌功能有密切关系。在胰腺疾病时,如外分泌功能受损,显像将呈现局部或整个胰腺摄取减低,甚至缺如。也有少数胰腺疾病显像时呈现热区。因此通过胰腺显像观察胰腺的形态和放射性分布,有助于胰腺疾病的诊断。

^{75}Se-蛋氨酸静脉注射后,血中放射性在 30～45 分钟时下降到最小,然后逐渐上升到注射量的 3/4,并保持稳定,继而在 7 日时缓慢下降到 30％。^{75}Se-蛋氨酸 80％自尿液中排出,15％经粪便排出,其余则通过呼吸道、汗腺、毛发、指甲及皮肤

排出。

33. 同位素胰腺扫描的方法是怎样的?

胰腺扫描前应空腹 12 小时,然后给予高蛋白低脂肪的早餐,以增加胰腺对 ^{75}Se-蛋氨酸的吸收,使新的消化酶合成加速,减少扫描结束前放射性胰腺分泌物自胰腺的分泌。但早餐不宜进食过多,否则会增加胰腺的分泌。如果空腹扫描,肝脏对核素的摄取量会增加,这是因为空腹时消化酶的合成减少,蛋氨酸的转移率降至最低,血浆蛋氨酸的合成高于消化酶的合成的缘故。

具体方法是早餐后 2 小时左右,待胃排空后,由静脉注射 ^{75}Se-蛋氨酸 200～300 微居里或以体重计算 3～4 微居里/公斤体重。静脉注射 20 分钟后,即可开始 γ 照像,1～2 小时后可进行再次扫描或 γ 照像,也可以根据情况,每 10 分钟拍摄 1 次,连续进行观察。

检查时病人取仰卧位,或采取轻度的向右斜位,即左侧抬高 10°～15°以避免或减少肝脏影像与胰腺影像的重叠,扫描可以自剑突开始,如果为了确定胰头的部位和形态,可口服胶体 ^{99m}锝后进行扫描,显示胃、十二指肠及部分空肠的影像,来推测胰头的部位和形态。

同位素扫描法可使胰腺组织显影,同时观察胰腺的功能和形态的变化。此方法具有简单、无痛苦、安全、迅速等优点。

34. 同位素胰腺扫描图的情况和临床意义如何?

同位素胰腺扫描能够观察到胰腺的解剖形态和功能方面的变化。正常胰腺的扫描图形变异很大,它位于腹部正中,弯曲呈哑铃形或乙状结肠形,分头、体、尾 3 部分。其头部位于脊柱的右侧缘,被包围在十二指肠环内;体部横跨于腹主动脉及脊柱之上;尾部指向脾脏的部位。由于各部分的结构及功能不同,显像时常表现放射性分布不均匀,胰体部放射性较稀疏,胰尾部放射性较高。

正常胰腺于静脉注射^{75}Se-蛋氨酸后10分钟开始显影,10～60分钟内多次连续扫描,可以观察到整个胰腺部位放射性逐渐增加,可将胰腺的大小、形状显示出来。正常胰腺放射性同位素分布较均匀,如胰腺发生病变时,可出现异常显像,显像延迟为胰腺吸收功能不良;持续固定部位放射性缺损为占位病变;胰腺受损严重时如肿瘤破坏可以不显影。常见的胰腺异常扫描图有:胰腺癌时由于癌组织破坏了正常的胰腺组织,扫描图上可以出现局限性的放射性减低或缺损区;胰腺囊肿时在胰腺部位亦可出现放射性同位素减低或缺损区;此外当胰岛细胞瘤>2厘米时,可出现放射性同位素缺损区,也有肿瘤部位放射性摄取增加的现象,这是由于胃泌素的合成需要蛋氨酸的缘故;急性胰腺炎的早期胰腺扫描多不显影,也可显影正常,表明胰腺的功能未被炎症病变所破坏。50%的慢性胰腺炎的病人胰腺部位的放射性普遍性稀疏,分布不均匀或不显影,部分病人可有局限性放射性缺损,这些都与胰腺的功能有关。

同位素胰腺扫描在临床上可用于胰腺癌、腹部肿瘤、急慢性胰腺炎的诊断及鉴别诊断;肝胆显影还有助于胰头肿物的诊断与参考。

35. 胰腺CT检查的临床意义如何?

电子计算机X线体层扫描摄影(CT)是一种间接的显影技术,近几年来,CT的发展十分迅速,对胰腺病变的检查精确率可达到90%以上。

正常胰腺外形狭长,位于上腹部的腹膜后。胰腺的走向有斜行、横行、S形和马蹄形,绝大多数为向上的斜行。胰腺的大小通常以第二腰椎椎体的横径进行对比测量,一般体部的横径为椎体横径的 1/3,或不超过 2/3,而头部则与第二腰椎椎体之横径相一致,且这个比例与年龄、性别及体重无明显关系,这是正常胰腺的 CT 扫描像。胰腺的大小对于判断胰腺有无病变有重要意义。由于 CT 具有清晰度高、准确、迅速、不受胃肠道气体影响、无痛苦等优点,对胰头、体、尾癌,假性囊肿,急、慢性胰腺炎和脓肿等均能提示清晰的空间显像及解剖学细节,精确率可达 90%。对于胰腺癌的大小、形态、坏死、邻近器官影响、淋巴结转移、主动脉和下腔静脉周围的恶性变化、胰管的扩张、肿瘤远端实质的萎缩,CT 也均能显示。CT 对慢性胰腺炎能查出微小的胰管结石、胰管扩张、实质萎缩。因此,CT 除了能发现病变以及定位诊断外,还可作定性诊断,如实质性肿块、脓肿或囊肿,以及脂肪组织等,还可观察胆管及胰管等有无扩张、邻近组织有无转移和侵蚀等。

36. 胰腺磁共振成像检查的临床意义如何?

(1)胰腺炎时,因炎症水肿使 T_1 和 T_2 弛豫时间延长,同时因胰腺周围炎症,使腹膜后脂肪组织同时出现炎症水肿。磁共振检查可发现胰腺肿大、水肿、炎症,呈长 T_1 与长 T_2 信号。因胰腺周围组织水肿,致使胰腺形态结构不清。如出血在亚急性期见 T_1 和 T_2 权重像上信号强度增高。慢性胰腺炎时,胰腺体积增大,在 T_1 权重像上信号强度低于肝脏,而 T_2 权重信号强度增加高于肝脏组织。假性囊肿在直径>1 厘米时即可显影,T_1 权重像上出现境界清楚的低强度信号区,因囊肿内为液体成分,在 T_2 权重像上信号强度明显增高。胰腺钙化在钙化灶>5 毫米时,表示为无信号黑影,<5 毫米的钙化灶不易发现。

(2)胰腺癌时,磁共振检查显示胰腺局限性肿大,胰头横径>3厘米,胰体>2.5厘米,胰尾>2厘米,呈现长 T_1 与长 T_2 值。在 T_1 权重像上,肿瘤为局限或广泛不规则状低信号强度肿块,在 T_2 权重像上肿瘤的信号增高明显。胰腺的坏死部分 T_1 权重像信号更低,T_2 权重像信号更高。如肿瘤侵犯胰导管及压迫胆管时,还可见到胰胆管扩张,扩张后的胰胆管在 T_1 权重像上为低于肿瘤的信号强度,而 T_2 权重像上表现为高强度信号。此外如有腹膜后淋巴结转移,可呈现块状长 T_1 长 T_2 信号。胰岛细胞瘤时,T_1 与 T_2 的值特别长,明显长于胰腺癌的 T_1 与 T_2 值,在 T_1 权重像上表现为明显低信号,T_2 权重像上呈明显高信号。

37. 内窥镜逆行胰胆管造影的适应证和禁忌证有哪些?

纤维十二指肠镜的应用,为临床上开展逆行胰管、胆管造影创造了有利条件。内窥镜逆行胰胆管造影(ERCP)是应用纤维十二指肠内窥镜,从胆管口壶腹乳头开口处插管,注射造影剂,使胰管或胆管在 X 线下显影,此法已成为胰、胆疾病诊断的重要方法之一。自临床应用以来,成功率达 80%～90%,目前此项检查技术在国内已经普及。

内窥镜逆行胰胆管造影检查的适应证:

(1)原因不明的梗阻性黄疸,尤其是顺行胆道造影不显影者。

(2)疑有胆道肿瘤或结石等而常规检查不能确诊者。

(3)经 X 线与内窥镜检查发现胃、十二指肠外有压迫。

(4)肝、胆、胰腺的恶性肿瘤。

(5)疑有慢性胰腺炎、胆源性胰腺炎、胰腺囊肿。

(6)其它检查未证实有胃、十二指肠、肝、胆的病变,而上腹痛疑有胰胆管病变或可疑慢性胰腺炎恶变。

(7)有症状的十二指肠乳头旁憩室。

（8）胆囊或胆道术后综合征。

（9）腺癌已转移，疑原发于胰胆管系统者。

内窥镜逆行胰胆管造影检查的禁忌证：

（1）急性胰腺炎或慢性胰腺炎急性发作期。

（2）急性传染性肝炎，表面抗原阳性。

（3）急性胆道感染、化脓性胆管炎而又无条件做乳头肌切开引流术者。

（4）对造影剂过敏者。

（5）心肺功能不全或全身状态衰竭不能耐受检查或有严重高血压、动脉硬化者。

（6）青光眼、前列腺肥大不能应用抗胆碱药物者。

（7）行总胆管吻合术（Roux-Y）者。

内窥镜逆行胰胆管造影目前已被公认为一项比较安全的、有效的诊断方法，但也可出现并发症，除了内窥镜检查所能引起的并发症外，还有胰管插管造影本身所造成的并发症，在检查操作过程中应引起注意。

38. 内窥镜逆行胰胆管造影的检查方法是怎样的？

（1）检查前的准备：①病人准备：检查前病人准备如同胃镜检查前的准备，术前 1 日进易消化饮食。检查前要求空腹至少 6 小时，并向病人作好解释，交待检查中病人需要配合的要求，解除恐惧，必要时可于术前肌注镇静剂如安定、度冷丁等以解除病人的紧张焦虑。做碘过敏试验。检查前 1 日测血、尿淀粉酶。为抑制胃肠蠕动及减少胃肠道分泌及消除胃肠道内的泡沫，术前半小时肌内注射阿托品 0.5 毫克～1.0 毫克或术前服用硅类去泡剂 3 毫升。②器械准备：一般均用侧视型纤维十二指肠内窥镜及与之配套的冷光源、活检钳、细胞刷、造影用的导管、导丝、吸引器、照像机等。造影剂一般采用 60%

泛影葡胺。常规消毒用品及清洗内窥镜、导管、导丝等用的消毒液,操作人员的防护用品及术中急救用品。

(2)检查方法:经过充分的检查前准备后,病人可以直接躺卧于放射线机床上进行检查,以半俯卧位为佳。镜子进入胃腔后,应尽快到达十二指肠球部及球后部,然后采用镜子拉直解剖法,使胃镜在胃腔大弯侧的弯曲部分变直,其优点是可以使胰管的体尾部在造影时不被内窥镜的镜身所遮挡。内窥镜到达降部后,应缓慢进镜,仔细寻找降部内侧中段或中上段的十二指肠乳头,寻找乳头的主要标记为:①小乳头,形似小息肉,开口往往看不清,在其左下2厘米~3厘米处可以找到乳头。②乳头下方的纵行皱襞,绝大多数乳头下方有1~3条纵行皱襞,顺着纵行皱襞向上寻找可以看到乳头。③乳头上往往有一粗厚的覆盖皱襞。找到乳头后尽量调整镜子使乳头在视野的正中位以便插管。应在尽量看清乳头后再插管。插管前应用少量造影剂注入导管以排除导管内的空气,再将导管插入胰管或胆管。插管时若使导管与乳头呈垂直方向,易使胰管显影,在与肠壁呈平行方向时则易使胆管显影。插管的深度一般为1.5厘米~2厘米为宜。然后固定,注入造影剂,注射速度宜0.2毫升~0.6毫升/秒,以免造成压力过大胰腺实质显影。在透视下观察胰胆管充盈情况及导管插入的部位,并观察注射造影剂流出的方向,确定胰胆管充盈显影的情况,特别应注意有无梗阻或扩张的管腔或囊腔。当看到造影剂已充盈全程胰管或已出现一级分支时,即应停止注射造影剂,同时选定部分摄片。观察造影剂的排空情况,正常情况下,胰管内的造影剂在数分钟内即迅速排空,老年人排空时间可稍延长。但若排空时间超过15~20分钟,则应考虑有无梗阻性病变。

在造影时,一般使用的是无菌水溶性碘溶液,常用的是

60%～70%的泛影葡胺。造影剂在注射前应加温至37℃左右以减轻刺激。

检查后应注意术后 2 小时及次晨分别测血、尿淀粉酶,如淀粉酶增高,又伴有腹痛、发热等症状,应按急性炎症处理观察;如发现胰胆管排空延迟,超过正常值时要继续观察排空情况。如超过 24 小时仍不能排空,应严密观察,必要时采用手术引流;检查后 2 日内可适量应用抗生素,并给予低脂肪饮食。

39. 内窥镜逆行胰胆管造影有什么诊断意义?

内窥镜逆行胰胆管造影检查可以直接观察胰主管及分支的形态、大小及位置变化,从而推断病变的位置及性质。

(1)胰管的正常宽度和长度:正常胰管从头部至体部呈均匀状逐渐变细,由头、体、尾部其平均宽度分别为 4、3、2 毫米,老年人的胰管可稍增宽。胰管的长度变异较大,平均长度约16.95 厘米,胰管的长度无诊断价值。

(2)胰管的正常形态和变异:正常胰腺的形态是多种多样的。最多见的有 3 种:上升型、水平型及下降型。胰主管自开口至胰尾分头、体、尾 3 部,逐渐变细,呈边缘光滑的锥形,在主胰管两侧常可看到许多不对称的小分支,在头部有时可以看到 1 支较粗向下的分支,称为钩突支。有些炎症和肿瘤的病变早期常从小分支开始,故应注意其形态变化。

(3)胰管病理形态:胰管造影时,如出现任何局部的增粗、变细和不规则均为异常表现。在胰管造影的阳性病变中,以胰腺癌、胰腺炎及胰腺囊肿为多见。如:①胰腺癌:内窥镜逆行胰胆管造影对胰腺癌的诊断可提供重要依据。胰管受癌侵蚀或压迫所造成的各种病理形态,最主要的表现是胰管有不同程度的狭窄、梗阻或移位。狭窄可以是骤然的,也可以是逐渐变细,管壁僵硬感。如果管腔通向周围肿瘤坏死区,还可以看到造影剂在周围胰腺实质中呈不规则斑点或斑片状,还有的呈不规则的囊腔状。在受压迫或侵蚀的远端胰管由于胰液引流不畅而扩张。梗阻型往往呈骤然中断,梗阻端的形态可呈圆钝形、锥形、充盈缺损等。若胰头癌同时使胆管受压,在造影中除胰管外同时可看到胆管狭窄、变形或梗阻,称为“双管征”,对胰头癌的诊断有较特异性的诊断价值。②慢性胰腺炎:造影表现为胰主管及其分支管腔粗细不均匀,轻度变化主要是主胰管管壁不规则、僵硬或扭曲,胰管的小分支可以有扩张、狭窄或梗阻性改变。中型病变除了上述变化较显著外,胰主管可表现狭窄与扩张交替出现,小分支可出现多发性小囊状改变。重型病变时主胰管可发生梗阻性改变,或呈囊性扩张,如果伴有胰管结石,可见到结石引起的充盈缺损。炎症多累及胰管的大部分及全程,故造影剂的排空也延缓。③胰腺囊肿:在内窥镜逆行胰胆管造影时可以表现为正常胰管、胰管受压移位或胰管呈中断状,假性囊肿的邻近主胰管可同时有慢性炎症改变,如粗细不匀、串珠状改变等。假性囊肿的囊壁则可呈现不规则形,其邻近的胰管往往是正常的。

此外结合内窥镜逆行胰胆管造影可以进行胰液细胞学、生化免疫学检查或钙离子测定等,在内窥镜逆行胰胆管造影指导下定位,可以用细针穿刺病变部位,进行细胞学检查定性。

40. 血淀粉酶的测定及临床意义如何?

血清淀粉酶主要由胰腺分泌,唾液腺也有少量分泌。临床上测定的血清淀粉酶是胰腺型和唾液型的总和,其正常值依不同测定方法而不同,目前临床上所采用的有 Somogyi 法,其正常值 40~180 单位,Winslow 法为 8~64 单位。当炎症性病变或其它疾病影响到胰腺时,可引起胰腺腺泡大量坏死或

细胞膜通透性增高,但也有许多其它疾病可引起血淀粉酶升高。测定血淀粉酶的临床意义如下:

(1)在急性胰腺炎或慢性复发性胰腺炎的急性期,测定血清淀粉酶是诊断该病最简单而又敏感的方法,约 90% 的病人有血清淀粉酶升高。一般在发病 4～8 小时血淀粉酶开始上升,18～24 小时后达至高峰,持续时间约 3～5 日。约 50% 的急性胰腺炎病人血淀粉酶可升高 5 倍或 5 倍以上,一般常超过正常的 3～4 倍,达 500 Somogyi 单位以上可以诊断,大于 300 Somogyi 单位时结合临床可以考虑急性胰腺炎的可能,同时应注意鉴别有无引起淀粉酶增高的其它因素,如肾功能不全、腮腺炎、肿瘤或某些药物如可待因、吗啡、度冷丁等引起胆管口括约肌痉挛而引起的血淀粉酶升高。值得注意的是,血淀粉酶的升高水平和胰腺病变严重程度范围不一定成比例,有些重症胰腺炎或出血坏死性胰腺炎的病人血淀粉酶不一定很高,而血淀粉酶正常并不完全除外胰腺炎的诊断。如果血淀粉酶由很高水平突然下降至很低水平,而临床症状明显加重,应考虑到是否存在出血坏死性胰腺炎。如血清淀粉酶持续升高,超过 10 日,则提示有胰管梗阻、胰腺假性囊肿形成或胰腺脓肿等。如果胰腺疾病血清淀粉酶不增高甚至显著降低,可见于:①发病时间短,血清淀粉酶可不升高。②检查时间过迟,淀粉酶已恢复。③腺泡组织破坏过多如严重的出血坏死性胰腺炎。④胰头癌晚期腺泡组织发生萎缩。⑤胰、脾静脉发生广泛的血栓形成。⑥病人有高脂血症。

(2)胰腺癌病人的血淀粉酶活力正常,甚至减低。早期可有轻度或中度升高。

(3)胰腺损伤时,血淀粉酶可明显升高。

41. 尿淀粉酶的测定及临床意义如何？

血清淀粉酶主要自尿中排出体外，所以在肾功能正常的情况下，当血清淀粉酶升高时，尿淀粉酶的浓度也增加，只是升高的时间较血淀粉酶为迟。急性胰腺炎时发病约 12～24 小时后尿淀粉酶开始升高，可持续 1 周左右，偶有超过 10 日以上才恢复正常。尿淀粉酶的正常值 Somogyi 法为 80～300 单位，Winslow 法为 8～32 单位。尿淀粉酶的测定比血淀粉酶稍敏感，如果测定时高于正常人的 1 倍，即有诊断意义。

因为尿淀粉酶在急性胰腺炎等疾病中升高的时间比血淀粉酶晚，而且持续的时间又比血淀粉酶长，所以在临床上，测定尿淀粉酶可以补充测定血淀粉酶的不足，对诊断上有帮助。在急性胰腺炎合并肾功能不全时，由于肾脏对淀粉酶的清除能力减低，尿淀粉酶可以增高不明显或正常。慢性胰腺炎急性发作时，如血清淀粉酶高时，尿淀粉酶活力亦可增高。其它疾病如胃溃疡穿孔、肠梗阻、胆石症等，当血清淀粉酶增高时，尿淀粉酶也可增高，但不如急性胰腺炎时高，一般不超过 500 单位。此外，尿淀粉酶的测定，对诊断巨淀粉酶血症有重要意义，因这种大分子淀粉酶与血清球蛋白结合，不能由肾脏排出，故虽血清淀粉酶增高，而尿淀粉酶不增高。

42. 血清脂肪酶的测定及临床意义如何？

胰脂肪酶水解甘油三酯，生成甘油二酯和脂肪酸。该酶仅由胰腺产生，故在理论上测定血清脂肪酶水平对胰腺疾病的诊断特异性较大。当胰腺发生急性炎症时，细胞坏死或细胞膜的通透性增加，胰腺分泌的脂肪酶进入血液中增多，故血清脂肪酸增高。正常时，血清脂肪酶的数值为 1～1.5 单位。

急性胰腺炎时，血清脂肪酶明显增高，但在胆囊炎、溃疡病穿孔、肠梗阻、脂肪组织坏死等疾病中，血清脂肪酶也有升高。临床上测定血清脂肪酶的主要价值在于：

（1）急性胰腺炎时脂肪酶恢复正常时间较淀粉酶总活力为迟，而与胰型淀粉酶相似，可持续升高 2 周左右，故有助于急性胰腺炎发作后期的诊断。当急性胰腺炎发作后期血及尿淀粉酶已恢复正常时，测定血清脂肪酶对急性胰腺炎的确诊有很大帮助。

（2）由于脂肪酶仅由胰腺所产生，所以当腮腺炎、巨淀粉酶血症时，血清淀粉酶可升高，而血清脂肪酶则正常。

43. 血清弹力蛋白酶的测定及临床意义如何？

胰弹力蛋白酶在血中也如同胰蛋白酶一样，与 α_1 抗胰蛋白酶和 α_2 巨球蛋白相结合，应用放射免疫测定法可测定血清免疫反应性弹力蛋白酶，这对于诊断胰腺疾病有一定参考价值，其正常值因测定的方法不同而不同。

测定弹力蛋白酶的临床意义：血清弹力蛋白酶在急性胰腺炎时升高的幅度与病情变化一般相平行，尤其是在出血坏死性胰腺炎时可明显升高，所以测定血清弹力蛋白酶对病情的判断有一定价值。在腮腺炎、肾功能不全、肿瘤等可使血淀粉酶升高的疾病中，血清弹力蛋白酶可以正常，故对诊断急性胰腺炎具有较高的特异性。由于急性胰腺炎时，血弹力蛋白酶升高持续的时间较长，约 2 周左右，所以有助于急性胰腺炎后期诊断及观察病情变化。胰腺全切除后，血清弹力蛋白酶测定为零，说明该酶对胰腺具有特异性，慢性胰腺炎和胰腺癌时，尽管胰腺的外分泌功能损害，但血清中弹力蛋白酶却多升高。

44. 促胰液素试验的方法及临床意义如何？

此项试验是用一定量的外源性促胰液素刺激胰腺，引起胰腺的外分泌活动，收集规定时间内胰液，由胰液中内容物的变化来估价胰腺的外分泌功能。测定的方法是病人空腹 12 小时以后,插入胃十二指肠双腔管,其近端孔在胃窦部,远端孔在十二指肠乳头部,插管位置要准确。然后持续负压吸引胃液,胃内容物应尽量吸引充分,当十二指肠液变清并呈碱性反应时,先收集20分钟十二指肠液作为基础分泌,然后静脉注射1单位/公斤体重的促胰液素(试验前需做过敏试验),以后每隔20分钟抽取1次十二指肠液,共收集4次,测定每份标本的容量、碳酸氢盐的浓度及排出量、淀粉酶、脂肪酶、胰蛋白酶含量,必要时也可做隐血、胆红素及寄出虫、细胞学检查等。测定的正常值一般为胰液排量大于2.0毫升/公斤体重,最大碳酸氢盐浓度大于90毫摩尔/升,淀粉酶排出量大于6单位/公斤体重。

促胰液素试验的临床意义:注射促胰液素后,如果测定的胰液总量、碳酸氢盐降低、淀粉酶排出量减少等现象时,即为异常表现。慢性胰腺炎及晚期胰腺癌等广泛的胰腺病变时,可见到胰液总量减少,最大碳酸氢盐浓度降低,胰酶分泌减少。当胰腺癌压迫胰管引起梗阻时,胰液分泌量明显减少。而慢性胰腺炎若胰管部分梗阻时,由于胰液淤积,则主要表现为碳酸氢盐浓度降低。如果慢性胰腺炎的病变主要为胰腺的纤维化时,可见胰液的分泌量明显减少。此项试验对慢性胰腺炎的诊断敏感性为75%～90%,特异性为80%～90%,试验结果的异常程度通常可以表示癌的部位和大小。胰液流出量异常增加可见于肝硬变,可能因为肝胆汁分泌亢进引起消化道内分泌的改变。如果十二指肠引流液中有胆固醇结晶、胆红素钙及白细胞时,应考虑到胆结石的可能。

由于促胰液素试验是直接检查胰液分泌的方法,所以此项试验至今仍被认为是经典标准的胰腺外分泌功能试验。但轻度胰腺功能障碍时促胰液素试验可以正常。

45. 促胰液素—缩胆囊素刺激试验的方法及临床意义如何?

缩胆囊素(CCK)是促进胰酶释放的最重要的激素,主要由小肠上段分泌。当CCK与促胰液素同时应用时,可以较全面地反映胰腺的外分泌功能,试验的方法与促胰液素试验相同,即病人空腹12小时以后,先行促胰液素—缩胆囊素皮试,然后将胃十二指肠双腔管置于胃窦部及十二指肠乳头部,收集十二指肠液作为基础分泌,然后静脉注射促胰液素0.25临床单位/公斤体重及CCK 8~40纳克/公斤体重,收集胰液分别测定其排量、最大碳酸氢盐浓度及酶的排量。

促胰液素—缩胆囊素刺激试验的临床意义:胰腺癌和慢性胰腺炎时,促胰液素—缩胆囊素试验的结果可出现胰液排量、最大碳酸氢盐、淀粉酶排量均降低,但以淀粉酶排量减少更明显,主要是由于分泌胰酶的细胞减少所致。有文献报道此项试验的敏感性和准确性与促胰液素试验相似,无特殊优越性。

46. 伦氏试餐试验及临床意义如何?

伦氏(Lundh)试餐试验是一种较广泛地被采用的测定胰腺外分泌功能的方法,由于Lundh创造的以试餐间接刺激胰腺的方法,它不需要外源性消化道激素,而是应用试餐来刺激胰腺分泌,它以生理性的刺激促使胰腺分泌,实际上是胰腺所有分泌能力的检查。试餐中的脂肪酸和氨基酸可刺激十二指肠及空肠上段释放内源性缩胆囊素,促使胰腺分泌胰酶。制定标准餐容量为300毫升,其中含脂肪6%,蛋白质5%,糖15%。试餐的组成为植物油18克,脱脂奶粉15克,葡萄糖40克,调味糖浆15克。受试者空腹12小时以上,插入十二指肠引流管至十二指肠,在3~5分钟内饮下试餐300毫升,平卧用虹吸法收集十二指肠液每 30 分钟为 1 次,共 2 小时收集 4 份,分别测定胰蛋白酶活性。正常参考值为每小时 60 国际单位/公斤体重左右。

伦氏试餐试验的临床意义:慢性胰腺炎和胰腺癌时本试验结果明显低于正常。有报道本试验在慢性胰腺炎中的阳性率为 90%,在胰腺癌为 79%。伦氏试餐试验的结果可大致反映胰腺外分泌功能损害程度,但不能鉴别慢性胰腺炎和胰腺癌。本试验可以辅助早期诊断胰腺炎和胰腺外分泌功能不全,且本试验简单、可靠、合乎生理性,无明显痛苦,较易被病人接受,不用昂贵的外源性激素,较经济,副作用小,更便于临床使用。本试验的缺点有:激素的释放需要完整的胃十二指肠,在病人施行过手术如胃切除术、迷走神经切断术后,试验结果便难以解释;有急性胰腺炎或疑有慢性胰腺炎急性发作时不宜做此试验。本试验不能测定胰液分泌总量及碳酸氢盐的浓度;因为依赖胰泌素及胰酶泌素的释放,故在肠粘膜受损、激素释放障碍时结果就不准确。因此它不能用以鉴别胰性或非胰性吸收不良。因插管不顺利、病人呕吐、引流管脱出等原因,本试验的失败率为 10%。

47. 尿 BT-PABA 试验的方法及临床意义如何?

BT-PABA 试验的全称为苯甲酰—酪氨酰—对氨基苯甲酸试验。BT-PABA 是一种人工合成的短链多肽,其中含有芳香族氨基酸酪氨酸,而胰腺分泌的糜蛋白酶为肽链内切酶,它对芳香族氨基酸羧基肽链的裂解有高度的特异性。口服一定量的 BT-PABA 后,在小肠被胰腺分泌的糜蛋白酶特异裂解为苯甲酰酪氨酸和对氨基苯甲酸,BT-PABA 被裂解的程度与胰腺外分泌功能状态即分泌糜蛋白酶的多少有关。PABA(对氨基苯甲酸)作为示踪基团经小肠吸收,再经过肾脏由尿液排出,因此测定尿中 PABA 排出量可间接反映胰腺分泌糜蛋白酶的外分泌功能状态。

做 BT-PABA 试验的前 3 日要停用含芳香胺的药物和水果。检查当日禁食,清晨排空膀胱,口服 BT-PABA 500 毫克,同时饮水 250 毫升,以后每小时饮水 100 毫升,直至试验结束。收集 6 小时的尿液,测总量,取 10 毫升尿液标本送检。测定尿中 PABA 的含量,计算方法:

$$6 \text{ 小时尿 PABA 排出率}(\%) = \frac{6 \text{ 小时尿中 PABA 总量}}{\text{口服 PABA 总量}} \times 100\%$$

正常值:一般临床上判定 BT-PABA 试验,6 小时尿中 PABA 排出率在 60% 以上为正常,50%～60% 之间可疑异常,50% 以下为异常。

BT-PABA 试验在慢性胰腺炎和胰腺癌等胰腺外分泌功能障碍疾病中明显降低,而在慢性胃炎、胆道病变和慢性肝病中无明显异常。国外文献报道 BT-PABA 试验与促胰液素试验或伦氏试餐试验有显著相关性。BT-PABA 试验诊断胰腺外分泌功能不全的敏感性约 80%～90%,特异性约 80%～85%,说明此试验是一种较可靠的诊断方法。但也有其局限性,除了受胃肠、肝、肾功能的影响外,磺胺类药物、利尿药及复合维生素 B、胰酶抑制剂等对试验也有干扰作用。另外老人、儿童,存在泌尿系统疾病及重症病人,常因尿液收集不准确而使试验出现误差。故在判断结果时应注意这些影响因素。

48. 血 BT-PABA 试验的方法及临床意义如何?

由于测定尿中 PABA(对氨基苯甲酸)的含量受到肾功能等一些因素的影响,所以测定血中 PABA 含量可以弥补这些缺点。方法为 1 克 BT-PABA(苯甲酸—酪氨酰—对氨基苯甲酸)加水至 400 毫升、食油 30 克及酪蛋白 25 克一起服用,定时测定血浆中 PABA 含量,并收集 6 小时尿液测定。正常人的血清 PABA 峰值出现在 2 小时,平均为 36.9±8.1 微摩尔/升。以后迅速下降,6 小时达最低值。

慢性胰腺炎病人血中 PABA 测定峰值很低,2 小时血 PABA 值平均为 10.2±8.2 微摩尔/升,下降也较慢,而肾功能障碍病人 2 小时血 PABA 并不降低,而尿 PABA 却明显降低,说明测定血 PABA 可不受肾功能障碍的影响,血 PABA 检查的特异性可明显提高。对老人、儿童及重症不能准确留尿的病人,通过测定血 PABA 含量也可以检查胰腺的外分泌功能。但测定血中的 PABA 含量,尚不能完全排除小肠吸收不良对该试验结果的影响,如果能同时作 D-木糖吸收试验,可判断小肠的吸收功能,更有利于临床诊断。

49. 核素胰腺外分泌功能试验有哪些? 意义如何?

(1)[131]碘-甘油三酯和[131]碘-油酸吸收试验:[131]碘-甘油三酯在小肠上段被胰脂肪酶水解为带核素的[131]碘-甘油和游离脂肪酸。[131]碘-甘油在小肠吸收。如果胰腺外分泌功能障碍,胰酶分泌减少,[131]碘-甘油的消化和吸收发生障碍,大便中有大量的放射标记物质出现,而血液中含量减少。为排除肠道本身因素的影响,可做[131]碘-油酸试验。因为[131]碘-油酸在肠道可不经过消化即能吸收。试验的方法是口服一定量[131]碘-甘油三酯测定 3 日粪中[131]碘的核素含量。正常值为服试剂后 72 小时粪便[131]碘-甘油三酯含量不超过食入总量的 5%,[131]碘-油酸排出率小于 3%。

如果粪便中核素含量高于 5%,说明可能有消化或吸收障碍,如口服酶剂后再作[131]碘-甘油三酯试验,[131]碘的排量减少,可说明是胰腺外分泌胰酶不足引起的消化不良。如 72 小时粪便中[131]碘-油酸的排出量增高,提示有小肠吸收不良,若能同时作两种吸收试验,结果均异常,提示胰功能不全或肠道疾患,如 [131]碘-甘油三酯试验异常,而 [131]碘-油酸试验正常,则说明病变在胰腺。

(2)双标记施氏(Schillin)试验:在胰腺外分泌功能不全时常伴有维生素 B_{12} 吸收不良。正常人食物中维生素 B_{12} 只有与胃分泌的内因子结合成复合物才能通过小肠壁吸收,而进食后的维生素 B_{12} 在胃酸作用下与内源性 R 蛋白相结合,当 R-B_{12} 在小肠被胰蛋白酶分解后,维生素 B_{12} 才可转至内因子结合后被吸收,如果胰腺的外分泌功能不全,胰蛋白酶的分泌就会减少,R-B_{12} 不能被分解,维生素 B_{12} 与内因子的结合减少。试验的方法是口服用 [57]Co 标记的内因子-B_{12} 和 R-B_{12},测定 24 小时尿中排出的 R-B_{12}/内因子-B_{12} 放射性比值。正常值为 0.5~1.0。当胰腺外分泌功能不全时,上述比值下降至 0.02~0.15。

(3) [14]CO$_2$ 呼吸试验:口服 [14]C-三棕榈酸酯后经胰腺分泌的胰脂酶分解成 [14]C-棕榈酸,又在胆盐的作用下被吸收,在肝脏代谢,经肝—肺循环形成 [14]CO$_2$,经肺呼出,测定呼气中的 [14]CO$_2$ 放射性活性可间接反映胰腺外分泌功能状态。

50. 粪便试验在胰腺疾病的诊断中有什么意义?

(1)粪便肌纤维检查和苏丹Ⅲ染色试验:正常人进食的动物肉类肌纤维可经胰蛋白酶消化后吸收,如显微镜下看到粪便中有较多量的肌纤维,常提示有吸收不良或胰腺外分泌功能不全。用苏丹Ⅲ染色观察粪便中的脂肪滴,是检查胰腺外分泌功能常用的初筛试验。当胰腺外分泌功能异常时,脂肪酶分泌减少,脂肪不能被充分消化吸收,粪便中脂肪量增多。

(2)粪便脂肪定量试验:中性脂肪即甘油三酯在肠腔内分解完全依赖脂肪酶,因此测定 24 小时粪便中脂肪含量可进一步定量地反映胰腺外分泌功能。方法是每日摄取脂肪 100 克，连续 3 日，收集 72 小时全部粪便，测定其脂肪含量，计算 3 日大便脂肪含量的平均值即为 24 小时粪便脂肪定量结果。正常值 24 小时粪便脂肪定量应小于 6 克。当脂肪定量大于 7 克时，提示胰腺外分泌功能不全。严重胰腺功能不全时大便脂肪量可达 40 克/24 小时以上。由于脂肪吸收除取决于胰腺功能外，还与胃肠、肝胆的功能有关，因此大便中脂肪量增加除胰腺疾病外，还可能有其它病变。

(3)粪便糜蛋白酶测定：收集 24 小时粪便标本，测定粪便中糜蛋白酶含量，也可以反映胰腺外分泌功能状态。正常值：粪便中糜蛋白酶含量应大于 5.6 国际单位/克。在重度胰腺功能不全时阳性率为 70%～90%，轻度胰腺功能障碍时阳性率为 40%～60%，由于腹泻、进食过少、梗阻性黄疸等病，可使试验出现假阳性。

三、胰腺炎

51. 什么是急性胰腺炎？

急性胰腺炎是指胰腺消化酶在胰腺内被激活后对本身器官消化所致的急性化学炎症，是消化系病中最常见的急症之一。据以往资料统计，在国内本病占内科住院病人的比例已达 0.32%～2.04%，其中，以青壮年多见，女性多于男性，男女之比为 1：1.7。近年来，随着诊断措施的增多及诊断技术的提高，其确诊率有所上升，据统计，可高达 20.2%。胰腺炎的临床病因较多，大多数是由胆道疾患及酒精中毒所致。病变轻重不一,从病理上分为急性水肿型和出血坏死型两大类。前者多见,以胰腺水肿为主,病情较轻,有自限性,病程多在 1 周以内,预后良好,病死率低,约为 1%～2%;后者较少见,仅占 10%～20%,病情凶险,胰腺在水肿的基础上有明显出血坏死,临床上可出现腹膜炎、休克,甚至多脏器衰竭,病死率可达 10%以上。

52. 最常引起急性胰腺炎的病因有哪些?

急性胰腺炎的病因很多,有明显的地区差异,这与生活习惯有一定的关系。最常见的病因有胆道疾病和酗酒。国内 50%以上是由胆道疾病(胆道结石、胆道蛔虫和胆系感染)引起,国外则以酗酒多见。其它病因较少见。有部分病例存在两种或两种以上致病因素。在临床也会遇到个别病例找不到直接致病原因。

(1)胆道疾患:急性胰腺炎与胆道疾病关系密切,这是由胆管和胰管的解剖结构所决定的。正常情况下,约有 80%的人群胰管和胆管在进入十二指肠前,先汇合成为共同管道(长约 2 毫米～5 毫米),胆汁、胰液混合排入十二指肠内。如果在此共同通道内或胆管口括约肌处有结石或蛔虫的嵌顿、急性炎症分泌物的堵塞及胆管口括约肌水肿痉挛,均可致壶腹部狭窄,胆汁排泄不畅,胆囊收缩,致胆管内压力超过胰管内压力,使胆汁返流到胰管内,激活胰酶原引起自身消化。另外,胆道的炎症可以通过与胰腺的共同淋巴途径扩散到胰腺。

(2)酗酒和暴饮暴食:在西方国家,酒精中毒是急性胰腺炎的主要病因,尤其以男性发病较多,而我国酒精中毒在急性胰腺炎的病因中占次要地位,这与饮酒习惯有很大的关系。一般认为大量饮酒 6～8 年后,才会发生急性胰腺炎,少量短期内饮酒一般不会导致急性胰腺炎,但也有初次大量饮酒导致急性胰腺炎的发生。酒精中毒引起急性胰腺炎的发病年龄在30~45岁之间,男性多于女性,男女之比为3∶1。目前对酒精引起急性胰腺炎的机制尚不清楚。一般认为酒精对胰腺的作用是通过消化道激素和神经作用间接产生的。酒精能刺激胃窦部G细胞分泌胃泌素,使胃酸分泌增多,而致十二指肠处于高酸状态,pH值下降,使胰液素和缩胆囊素分泌,导致胰液、胆汁分泌增多;酒精可使胆管口括约肌痉挛、水肿,导致胰液引流不畅,胰管内压力增高;酗酒可促使胰液分泌大量蛋白,形成蛋白栓子阻塞胰管。在急性胰腺炎的病人中约40%有过度饮食史,且多数男青年同时饮酒。这样短时间内大量食糜进入十二指肠,刺激十二指肠粘膜,使十二指肠乳头水肿,胆管口括约肌痉挛,导致胰液、胆汁分泌增加而引流不畅。

(3)胰管阻塞:常见的胰管阻塞原因有:胰管结石、蛔虫、水肿痉挛或胰管纤维化,其它如壶腹部或胰头体部肿瘤、胰管炎症性狭窄、转移性肿瘤(小细胞肺癌)。如果在上述病变的基础上,遇到暴饮暴食、酗酒使胰液分泌旺盛,梗阻远端胰管内压力升高,可致胰腺泡破裂,胰液溢入胰实质,激活胰酶发生胰腺炎。

(4)感染:急性胰腺炎可并发于很多感染性疾病的病程中,症状多不明显,常为亚临床型,随原发病痊愈后胰腺炎自行消退,常不被重视。常见的感染性疾病有:急性流行性腮腺炎、传染性单核细胞增多症、病毒性肝炎、柯萨奇B病毒及肺炎支原体感染、伤寒、败血症等。如蛔虫和中华枝睾吸虫进入胆管或胰管,可同时把肠液中的细菌带入,激活胰酶引起炎症。

(5)手术和外伤:一般认为腹部手术后约6%~32%的病人淀粉酶增高,但仅有极少数人会发生胰腺炎。手术后胰腺炎多见于腹部手术,尤其是胰、胆道、胃、十二指肠及邻近胰腺的脏器手术,而腹部外手术后,发生胰腺炎则极少见。其原因可能是腹部手术直接损伤胰腺或影响其血供,胰腺外伤可导致胰管系破裂,胰液外溢,再加血供障碍合并感染,可导致出血坏死性胰腺炎。内窥镜逆行胰胆管造影(ERCP)检查时,由于造影剂对胰腺有刺激,同时造影剂注射过多过快,使胰管压力升高,胰泡破裂,加上胃镜本身并非无菌,造影管消毒不严格,把细菌直接带入胰管内,而导致急性胰腺炎,轻者仅有腹痛、血、尿淀粉酶升高,一般在24小时内即下降,重者可致死亡。因此,对行ERCP检查时胰管反复充盈或胰实质充盈过多,且有明显腹痛的病人,应注意留院观察,及时处理并发症。

(6)药物:与胰腺炎发病有关的药物达50余种,如噻嗪类利尿剂、磺胺类、解热镇痛药、鸦片类、激素、免疫抑制剂(硫唑嘌呤、6-巯基嘌呤、L-门冬酰氨酶)、四环素、异烟肼、甲氰咪胍、雌激素(口服避孕药)、胆碱酯酶抑制剂等,其发病原因尚不明。有的药物可直接损伤胰腺组织,有的促使胰液、胰酶的分泌增多;有的促使胰腺上皮细胞增生、腺泡扩张、纤维性变;有的引起高脂血症;有的促使胆管口括约肌痉挛,致胰液排泄不畅。

(7)十二指肠乳头邻近部位的病变:如十二指肠球后壁穿透性溃疡、乳头周围的十二指肠憩室或息肉、十二指肠炎症性狭窄、胃大部分切除术、毕氏Ⅱ式吻合术后输入襻梗阻时均可引起十二指肠内压力增高,十二指肠液返流入胰腺导致急性胰腺炎。

(8)其它因素:①代谢因素:高脂血症、原发性甲状旁腺功能亢进所致的高钙血症。②血管因素:动脉粥样硬化及结节性多动脉炎均可使十二指肠内压力增高,十二指液返流入胰腺导致急性胰腺炎。

53. 急性胰腺炎的发病机制是怎样的?

急性胰腺炎的发病原因虽然较多,但最终导致急性胰腺炎的发病机制可归纳为以下 4 点:①胰腺分泌增加。②胰液排泄受阻。③胰腺的血液循环障碍。④生理性胰酶抑制功能减弱。

正常胰腺分泌 10 余种酶,在胰腺中以具有活性的酶和无活性的酶原两种形式存在,前者包括淀粉酶、脂肪酶与核酸酶,后者包括胰蛋白酶原、弹力蛋白酶原、磷脂酶原 A、激肽酶原或胰舒血管素原等。其中胰淀粉酶、胰脂肪酶和胰蛋白酶是3 种主要的食物水解酶。蛋白酶类和脂肪酶类在急性胰腺炎发病中起主导作用,弹力蛋白酶、磷脂酶 A 和激肽酶等在出血性胰腺炎中起主要作用,胰蛋白酶、糜蛋白酶与脂肪酶起着协同损害作用。

在正常情况下,胰液进入十二指肠后,胰蛋白酶原受十二指肠粘膜分泌的肠激酶的激活,转化为胰蛋白酶,胰蛋白酶又可使胰液中的各种酶原迅速从无活性状态转变为具有强大活性的酶,对蛋白质食物进行消化。正常时胰腺腺泡细胞合成的消化酶,并不能使胰腺自身消化,这是由于受到机体防御机制的保护,其主要防御机制有以下 5 个方面:①大部分胰酶原不具有消化功能;②胰液中含有胰蛋白酶抑制物;③胰腺腺泡细胞具有特殊的代谢功能;④进入胰腺的血液中含有中和胰酶的物质;⑤胰管上皮有粘多糖保护层。只有在致病因素如细菌及其毒素、胆总管胰管壶腹部的炎症、梗阻以及暴饮暴食等影响下,使胰液防御功能遭到破坏,胰酶被激活并大量渗出管壁及腺泡壁外,使胰腺自身消化并产生化学炎症,尤其当胰腺血液循环障碍,血中或胰腺本身的胰酶抑制削弱而激活胰酶的物质增加时,自身消化作用才更明显,造成胰腺及其周围组织的水肿、出血和坏死。

在急性胰腺炎发病中起主要破坏作用的是磷脂酶A、弹力蛋白酶、激肽酶和脂肪酶。胰蛋白酶对胰腺并无直接损害作用,主要通过激活弹力蛋白酶和磷脂酶A起作用。弹力蛋白酶可消化弹力纤维,使血管壁弹力纤维溶解,胰血管坏死、破裂与出血,导致出血坏死性胰腺炎的发生。磷脂酶A被胰蛋白酶和胆酸激活后,可将胆汁中的卵磷脂和脑磷脂转变为溶血卵磷脂和溶血脑磷脂,由其细胞毒性作用而引起胰实质凝固性坏死和脂肪组织坏死。在胰蛋白酶的作用下,激肽酶原可转变为激肽酶,激肽酶可将血中激肽原分解为缓激肽和胰激肽,使胰血管扩张,通透性增加,使有效循环血量降低,引起水肿、血压下降和休克。脂肪酶遇到胆汁后,分解中性脂肪引起脂肪坏死。此外激肽还可引起组胺释放、白细胞集聚及产生剧烈的内脏疼痛。急性胰腺炎时,激活的胰酶及胰腺坏死灶释放的毒素经门静脉或淋巴管进入血液,产生胰酶血症,引起心、肺、肾、肝和脑等重要脏器损害。

54. 急性胰腺炎的临床表现有哪些?

急性胰腺炎的临床表现较复杂,随病因及病理改变的不同,临床表现也有所不同。本病常见于青壮年女性,起病急,病程短,是消化系病中最常见的急症之一,其临床表现通常有上腹痛和血清淀粉酶升高。除此之外,还有恶心、呕吐、发热、黄疸及休克等。现将急性胰腺炎的临床表现分述如下:

(1)腹痛:是急性胰腺炎的主要症状,约95%的病人因腹痛而就诊。多数病人常在饱餐或酗酒后1～2小时突然起病,开始为持续性上腹痛,阵发性加重,胰头受累以右上腹痛为主,胰体受累为中上腹痛,胰尾受累时为左上腹部疼痛,如全上腹部疼痛,则提示整个胰腺受累或伴有腹膜炎。疼痛常为钝痛、胀痛、钻顶样痛、绞痛或刀割样疼痛。疼痛可向腰背部放散,一般止痛剂无效,前倾坐位或屈膝侧卧可部分减轻疼痛。腹痛一般持续 3～5 日即缓解,重者(出血坏死型)时间可延长,约持续 1～2 周。有少数病人,尤其是老年人或身体虚弱者,可有轻微腹痛或全无腹痛而突然休克,这种病人预后较差。

(2)恶心、呕吐:在起病后几乎全部病人有恶心、呕吐,呕吐物为食物或胆汁,偶有病人可吐出蛔虫。呕吐的程度与疾病的严重程度一致。呕吐后腹痛常不能缓解。

(3)发热:大多数病人有中等度发热,但很少超过 38.5℃,不伴寒战。发热一般持续 3～5 日,发热并非感染而是组织损伤的产物所致。如发热持续不退或超过 39℃,常表示继发腹膜炎、胰腺蜂窝织炎、胰腺脓肿,或伴有胆道感染、肺炎。

(4)黄疸:一般在病初 24 小时内不出现黄疸,起病后第 2～3 日内由于胰头水肿压迫胆总管可出现黄疸,多在几日内消退。如黄疸持续不退或加深,应怀疑合并胆道结石。发病第二周出现的黄疸,应考虑由胰腺炎并发胰腺囊肿或假性囊肿压迫胆总管或肝脏中毒性损伤所致。

(5)休克:主要见于出血坏死型,病人可出现烦躁不安、皮肤呈大理石斑样紫绀、四肢湿冷、血压下降、脉搏细速。休克一般在起病后 3～4 日内发生;暴发型者可在发病后短时间内出现猝死。有些病人在夜间突然发生休克,当时未被人发现,次日发现时人已死亡。因此,在遇到突然休克的病人,用其它原因不能解释时,应考虑到急性胰腺炎存在的可能性。产生休克的原因为:①血浆渗出到后腹膜、腹膜炎时,大量水分与血浆流入腹腔、频繁呕吐,使体液丢失、肠麻痹,大量消化液聚集在肠腔内,均可使有效循环血容量降低。②缓激肽等多肽类血管活性物质的释放,使周围血管扩张和血管渗透性增加,致有效血容量减少。③胰腺坏死释放心肌抑制因子,使心输出量降低。

(6)消化道出血:占急性胰腺炎的5%,一般出血量不多,可出现少量呕血及黑便。如合并消化道出血,常提示病情危重。

(7)体征:多数病人有上腹压痛,伴腹肌紧张和反跳痛。约有2%~5%的病人可出现皮肤瘀斑,典型表现为脐周围呈蓝色(Cullen 征)或侧腹部皮肤呈蓝—绿—棕色的皮肤斑(Grey-Turner 征),是由含有大量活性胰酶的血性渗液通过筋膜与肌层进入腹壁皮下所致,Cullen 与 Grey-Turner 征为出血坏死性胰腺炎的特征性体征。如存在麻痹性肠梗阻时,腹部叩诊呈鼓音,肠鸣音减弱或消失。腹腔内继发感染时出现腹肌紧张、全腹压痛及反跳痛。当胰酶进入腹腔刺激膈肌可引起胸水或腹水,并出现胸、腹水的体征。

55. 急性胰腺炎临床分几型? 如何估计病情?

在第 10 届世界消化病学术大会上,有关专家针对急性胰腺炎的分型进行讨论,结果一致认为一些命名如"水肿型胰腺炎"已不被应用,而"出血型胰腺炎"在急性期可以发生出血,但出血是自限性的,现今认为仍分为间质型与坏死型胰腺炎两型较好。

急性胰腺炎的严重性,在于引起器官衰竭,如休克、肺功能不全、肾功能衰竭及消化道出血。另一方面严重性表现为局部并发症,如胰腺坏死、假囊肿形成或胰腺脓肿。根据急性胰腺炎的临床表现,目前认为以轻型和重型来估计病情的严重程度较为合适。具体标准如下：

（1）轻型：全身状态良好，无重要脏器功能不全；腹痛、压痛及轻度的腹膜刺激征局限于上腹部；B超或CT检查仅提示胰腺肿大。

（2）重型：①全身状态不良，有明显的循环障碍或重要脏器功能不全表现，如休克、呼吸困难、少尿或无尿、皮肤粘膜出血倾向、消化道出血或出现精神症状等。②有腹膜刺激征、麻痹性肠梗阻、血性腹水及腰部瘀斑、脐部瘀斑。腹部平片示广泛的肠腔积气，B超或CT提示胰腺肿大，炎症侵及周围组织及大量渗出液潴留。③以下8项实验室指标3项以上异常：白细胞$>20\times10^9$/升；空腹血糖>10毫摩尔/升（无糖尿病史者）；尿素氮>16毫摩尔/升（补液后仍高）；动脉血氧分压<8.0千帕；血钙<2.0毫摩尔/升；血浆蛋白<32克/升；血清乳酸脱氢酶>600单位/升；血清天门冬氨酸氨基转移酶>200单位/升。

56. 如何诊断急性胰腺炎？

急性胰腺炎的临床症状无特异性，体征多数不典型，必须结合血、尿淀粉酶及影像学检查，或手术证实才能确诊。目前对急性胰腺炎的诊断标准归纳为3条：

（1）急性上腹痛伴有腹部压痛或腹膜刺激征。

（2）血、尿淀粉酶升高或腹水中胰淀粉酶升高。

（3）B超、CT检查或手术发现胰腺炎症、坏死等间接或直接的改变。

具有含第一项在内的2项以上标准并排除其它急腹症者可诊断为急性胰腺炎。对少数病人，腹痛不明显或症状严重，但淀粉酶不高，突然发生休克者，应高度警惕坏死性胰腺炎的存在。

57. 须与急性胰腺炎相鉴别的疾病有哪些？

急性胰腺炎的临床表现主要有腹痛、恶心、呕吐、发热等症状，血、尿淀粉酶升高，而临床上有很多疾病也会引起上述症状及淀粉酶升高，给诊断带来一定的困难。坏死性胰腺炎除本身症状严重外，常伴有多脏器的损害，出现许多并发症，使病情复杂化，易造成误诊漏诊，因此，在诊断急性胰腺炎时，应与以下疾病相鉴别：

(1)胃、十二指肠穿孔：病人常有消化道溃疡的病史，穿孔前常有溃疡频繁发作史，突然腹痛加剧，呈持续性刀割样中上腹痛，以后迅速波及全腹，腹肌板样强直，有明显的压痛及反跳痛，肝浊音界消失，腹透可见膈下游离气体，腹腔穿刺液内淀粉酶常小于 500 单位，血清淀粉酶中度升高，一般不超过 500 单位。

(2)急性胆囊炎和胆结石：腹痛常位于右上腹，呈绞痛，向右肩部放射，用解痉药疼痛常能缓解。右上腹有压痛及反跳痛，偶有肌紧张，莫非征阳性，个别情况下可触到肿大的胆囊，常伴有黄疸及高热，B超、CT、内窥镜逆行胰胆管造影检查显示胆管结石或胆囊肿大。血、尿淀粉酶可轻度升高，如超过 500 单位，常提示同时合并急性胰腺炎。

(3)急性肠梗阻：上腹部疼痛呈阵发性加剧，恶心、呕吐，腹胀明显，可见肠型，肠鸣音亢进，有时可闻及气过水音。血、尿淀粉酶可轻度升高。腹部平片显示多个液平。

(4)肠系膜动脉栓塞：多见于老年人，常有冠心病、高血压病史，起病急骤，有腹痛、腹胀、便血、血性腹水、休克、腹膜刺激征。血清和腹水淀粉酶可轻度升高，常在 500 单位以下。腹腔动脉造影可发现栓塞的征象。

(5)急性心肌梗死：病人多数有冠心病史，起病突然，表现为心前区疼痛伴压迫感,血、尿淀粉酶正常。有时疼痛位于中上腹,可出现休克,易引起误诊。及时行心电图检查可作出诊断。

（6）左侧肺炎或左侧胸膜炎:有时可出现上腹部疼痛,但血、尿、胸水淀粉酶不增高,胸片可见肺炎及胸膜炎的征象。

（7）其它:诊断急性胰腺炎时,还须排除急性胃肠炎、高位阑尾穿孔、肾绞痛、异位妊娠破裂、腹主动脉瘤破裂、自发性食管破裂等疾病。

58. 如何治疗急性胰腺炎?

急性胰腺炎的治疗包括内、外科两个方面。绝大多数为水肿型胰腺炎,经内科保守治疗,可减轻和控制胰腺的炎症,防止病情进一步恶化,如保守治疗无效,可争取早日手术治疗。

内科治疗:目的在于减少胰腺分泌,加强支持治疗,预防感染,防止多脏器衰竭及并发症的发生,具体治疗措施叙述如下:

（1）卧床休息:可降低基础代谢水平,减轻胰腺负担。故对确诊为急性胰腺炎的病人,应给予一级护理,保证卧床休息。

（2）抑制胰腺分泌:①禁食和胃肠减压:对急性胰腺炎病人原则上应禁食,免受食物和胃酸刺激胰腺分泌,轻症一般禁食 3～5 日,症状好转后可给清淡流质,逐渐过渡为低脂、低蛋白饮食,重症需禁食 1～2 周或以上。胃肠减压适用于重症病人,行胃肠吸引和持续减压,可减少胃酸对胰腺的刺激,同时可改善胃肠道胀气。一般情况下,腹痛、腹胀减轻,腹部压痛消失,体温及白细胞恢复正常时,即可停止胃肠减压。②全胃肠外营养:适用于出血坏死型胰腺炎。给予胃肠外营养可维持电解质平衡,保证热量供应,使消化道完全休息,减少胰液分泌。保证每日热量 125 千焦/公斤体重。可给予葡萄糖氨基酸混合液,全血、血浆或白蛋白,如需补充更多的热量,可适当静滴脂肪溶液。同时注意维持电解质平衡,每日补充10％氯化钾4克～5克,有低血钙,低血镁症时,应补充10％葡萄糖酸钙及25％硫酸镁。③抑制胰液分泌的药物:抗胆碱药如654-2、阿托品,可阻断迷走神经从而减少胃酸及胰液分泌。H_2受体阻断剂如雷尼替丁、甲氰咪胍,可减少胃酸分泌,抑制胃泌素及缩胆囊素——促胰酶素的释放,从而降低胰腺外分泌和急性胃粘膜出血,可用雷尼替丁0.15克/次或甲氰咪胍0.4克/次,静注,每日2次。胰高血糖素可显著降低胰液和胰酶的分泌,抑制胃肠运动及胃酸分泌,首次可用1毫克加入生理盐水100毫升中静滴,以后改为10微克～15微克/公斤体重静滴,每日2～4次。5-氟尿嘧啶对胰蛋白酶有抑制作用,在急性出血性胰腺炎时应用,配合手术引流,效果较好,如静滴每日200毫克～500毫克,3～7日为1个疗程。生长抑素能抑制各种原因引起的胰腺分泌,抑制胰酶合成,降低胆管口括约肌的基础压力,如人工合成的八肽生长抑素(商品名为Sandostain)也用于较重的病人,具体用法为:首剂100微克皮下注射,然后以50微克/小时的速度持续静滴12～48小时。此外,抑制胰腺分泌的药物还有碳酸酐酶抑制剂,乙酰唑胺0.25克,口服,每日2次。

(3)抑制胰酶的药物:该类药物的疗效,目前尚未定论。①抑肽酶:在发病的早期大剂量用药疗效较好,每日20万～50万单位静滴,4～10日为1个疗程。该药可引起过敏反应,必须在无药物过敏史情况下应用。②胞二磷胆碱:能阻断磷脂酶A_2的活性,500毫克稀释后静滴,每日2次,7～14日为1个疗程。③胰岛素:可阻断胰脂肪酶消化腹腔内的脂肪细胞,在血糖大于10.2毫摩尔/升或伴酮症时尤为适用。④福埃针:为化学合成的蛋白分解阻断剂,可用 100 毫克～200 毫克稀释后静滴,1 日 2 次,症状减轻后逐渐减量,连续给药 5～7 日。

(4)抗生素的应用:急性水肿型胰腺炎为自身消化引起的化学炎症,抗生素并非一定要应用。但我国病人多数合并有胆道疾患,有时存在继发感染或重型胰腺炎,可常规应用抗生素,应选用广谱抗生素,用量要足,常选用氨苄青霉素、丁胺卡那霉素、先锋霉素、氧氟沙星等。

(5)肾上腺糖皮质激素的应用:应慎重,一般认为水肿型不应用激素治疗,出血坏死型也不常规应用。在下述情况下可短期应用:①中毒症状严重伴败血症;②急性呼吸衰竭;③心肌严重损害;④确诊有肾上腺皮质功能减退;⑤病情严重恶化,拟行手术者。

(6)解痉止痛:一般解痉剂对本病治疗效果较差。疼痛剧烈时,可肌注度冷丁 50 毫克～100 毫克,必要时 4～6 小时重复 1 次。也可应用吗啡,但应与阿托品合用,防止胆管口括约肌痉挛。

(7)维持水、电解质平衡,恢复血容量:急性胰腺炎病人于起病 6 小时后,有效血容量可降低 20％～30％。随着病情的进展,大量体液丢失,可导致休克。故应尽早快速补液,先给晶体溶液,再给血浆、代血浆、白蛋白、低分子右旋糖酐等胶体溶液。同时应纠正电解质紊乱,前面已经详细谈过,这里不再重复。

(8)腹腔灌洗:可清除胰腺炎症渗出物,使腹腔内各种胰酶、血管活性物质、细菌、毒素排出体外,加快病情恢复。

(9)中医中药治疗:将在下一问中详细叙述。

(10)内窥镜逆行胰胆管造影(ERCP)及内镜下十二指肠乳头切开术:过去认为,急性胰腺炎是 ERCP 的禁忌证,近年来许多学者经过不断地临床实践,认为急性胰腺炎也可以行ERCP检查,且可通过内镜下胆管口括约肌切开术,行胆道减压、引流,取出胆道结石,解除梗阻,从而消除急性胰腺炎的病因。

外科治疗:对急性胰腺炎是否行手术治疗取决于胰腺病变的严重程度,早期应在内科治疗下严密观察病情,如有以下情况应立即行手术治疗:

(1)诊断为急性胰腺炎,经内科 24～48 小时积极治疗,症状继续加重出现腹膜炎。

(2)胆源性急性胰腺炎,病情危重,胆道有明确梗阻。

(3)急性胰腺炎伴胰腺脓肿或假性囊肿需手术引流或切除。

(4)急性出血坏死型胰腺炎的诊断未能肯定,不能排除其它有剖腹探查指征的急腹症。

(5)反复发作且有胰胆管阻塞者。

59. 中医如何治疗急性胰腺炎?

中医治疗急性胰腺炎主要是根据病人的临床表现,结合病因、病理性质,根据八纲和脏腑辨证,而进行分型辨证施治。

(1)肝郁气滞证:①主证:脘胁疼痛,阵阵而作,或胀痛呈走窜样,恶心、呕吐频频,舌质红,苔黄厚腻或燥,脉滑数。此证多见于轻型水肿性胰腺炎。②治法:疏肝行气,通腑泄热。③方药:大柴胡汤加减,常用药为柴胡、黄芩、胡黄连、白芍、木香、延胡索、生大黄(后下)、芒硝(冲服)。

(2)肝胆湿热证:①主证:脘腹疼痛拒按,发热或寒热往来,口苦咽干,身重倦怠,或周身黄染,舌苔黄腻,舌质红绛,脉弦滑或数。②治法:清肝胆,利湿热。③方药:清胰汤合龙胆泻肝汤加减,常用药为茵陈、栀子、龙胆草、木通、柴胡、黄芩、胡黄连、白芍、广木香、延胡索、生大黄、芒硝。

(3)脾胃实热证:①主证:脘腹胀满,拒按,痞塞不通,大便干燥,口干,尿赤,舌质红,舌苔厚腻或燥,脉滑数。②治法:清泄实热,通腑导滞法。③方药:清胰汤合大承气汤,常用药为大黄、厚朴、芒硝、枳壳、银花或蒲公英、柴胡、黄芩、胡黄连、白芍、木香、延胡索。

(4)蛔虫上扰证:①主证:持续性腹痛伴阵发性钻顶样痛,痛时汗出,痛后如常,面有白斑,或见吐蛔,舌苔薄白或微黄而腻,脉弦紧或弦细。②治法:驱虫安蛔,行气止痛。③方药:乌梅汤加减,常用药为乌梅、川椒、槟榔、雷丸、黄连、川楝子、延胡索、苦楝根皮、生大黄、制附子、干姜。

以上为急性胰腺炎 4 种常用的治疗方法,除此之外,临床还总结出以下几种方法来配合治疗:

(1)急性胰腺炎在发病开始 4～6 小时内,症见上腹饱胀闷痛,恶心但不吐,或欲吐而又吐之不畅者,可根据"邪在上可因而越之"的原则,因势利导而运用吐法,以淡盐汤口服或用压舌板刺激咽喉等方法催吐,而在此段时间内一般不用止吐剂。待呕吐时间达 6 小时以上,影响服药时,才予以止吐。可用生姜擦舌,或以姜汁滴在舌上,然后再服相应的汤药。

(2)急性出血性胰腺炎,可以在 12～48 小时后出现麻痹性肠梗阻,造成上腹部严重腹胀与肌紧张,恶心呕吐。这一症状类似祖国医学的"结胸",可根据"结胸热实,脉沉而紧,心下痛,按之石硬者,大陷胸汤主之"原则,应投大陷胸汤峻下,以散其结,通常可给服甘遂末 0.3 克(冲),生大黄 15 克～30克,芒硝 10 克～15 克(冲)。在病程中如出现休克,可在方药中去芒硝,减大黄,加红参 10 克～15 克以扶正,甚者可改用独参汤或生脉散。

(3)在急性出血性胰腺炎恢复期如出现脾胃虚弱者,可用香砂六君子汤(人参、茯苓、白术、制半夏、陈皮、木香、砂仁、炙甘草、生姜、大枣)。如呈现肝胃失和者,可选用柴胡疏肝散(柴胡、陈皮、芍药、枳壳、川芎、香附、炙甘草)。

60. 什么是慢性胰腺炎?

慢性胰腺炎是由于各种原因造成胰腺的反复发作性或持续性炎症病变,使胰腺组织和功能长期损伤,胰腺呈部分或广泛纤维化、钙化,局灶性坏死,胰管内结石形成,导致胰腺泡和胰岛细胞萎缩或消失,假囊肿形成,胰腺的内、外分泌受损。慢性胰腺炎多见于中老年人,男性多于女性,男女之比为27:1。早期多无症状。亚临床期后常出现反复腹痛、恶心、胰腺内外分泌功能减退等。晚期可出现糖尿病、黄疸、腹块、消化吸收不良、腹泻、消瘦。体检时有上腹部压痛。由于慢性胰腺炎的临床表现常不典型,再加缺乏特异简便的检查方法,故误诊漏诊率较高。有的病人常多处就医,历经数年不能得到及时诊治。近年来,自开展内窥镜逆行胰胆管造影及胰腺外分泌功能等检查后,慢性胰腺炎的诊断水平有了很大的提高,发现的病例有所增多。

61. 引起慢性胰腺炎的病因是什么?

慢性胰腺炎的病因与急性胰腺炎有相同之处,最常见的病因是胆道疾病和酒精中毒,其次为急性胰腺炎、胰腺外伤及遗传代谢病,另外,还有一些少见的致病因素,现分述如下:

(1)胆道疾病:在我国胆道疾病是引起慢性胰腺炎的主要原因,约占慢性胰腺炎病因的47%~65%。由于胆结石并胆道感染致胰腺炎反复发作而发生慢性胰腺炎。胆系疾病不能根治时常诱发慢性胰腺炎。胆道结石、胆道蛔虫、胆系感染均可引起胰液引流不畅,胰管内压力增高,导致胰腺腺泡破裂,胰腺组织及胰管系统损害,使胰管系统内产生慢性炎症、狭窄,常使胰头部增大及纤维化。胰腺钙化较少见。

(2)酒精中毒:是西方国家中慢性胰腺炎最常见的病因,占慢性胰腺炎病因的60%～80%。一般来说,长期酗酒10年,即可发生胰腺炎。患过急性胰腺炎的人,其胰腺组织常已发生不可逆性损伤,如继续酗酒,可加重胰腺病变,更易发生胰腺钙化。

(3)急性胰腺炎和胰腺外伤:如急性胰腺炎的病因长期存在,可使胰腺炎反复发作,导致胰腺组织及功能持续损害,可形成慢性胰腺炎。重症或出血坏死型胰腺炎合并有胰腺假性囊肿,使胰腺呈不可逆损伤,容易逐渐形成慢性胰腺炎。胰腺外伤引起胰管严重破坏,亦可诱发慢性胰腺炎。

(4)胰腺分裂症:近年来,由于内窥镜逆行胰胆管造影的广泛应用,发现胰腺分裂症也是引起慢性胰腺炎常见原因之一。有人报道约有7%的慢性胰腺炎病人发现有胰腺分裂症,其与慢性胰腺炎的关系,目前认识不一致。部分学者认为相对较小的乳头,引流大量胰液,可引起胰腺充血、水肿而致梗阻性腹痛或胰腺炎;另一些学者认为人群中10%有解剖学变异,过去由于诊断手段较少,把一部分胰腺分裂症引起的胰腺炎,误诊为特发性胰腺炎。

(5)遗传性胰腺炎:是一种原因不明的常染色体显性遗传病,为儿童及青少年期慢性胰腺炎的最常见病因之一。其导致慢性胰腺炎的机制除本病为遗传病外,目前尚不清楚,可能与常染色体显性遗传时基因表达为结构蛋白质或解剖学变异以及胰腺先天发育不全、先天性代谢紊乱有关。本病常在儿童或幼儿期发病,表现为反复发作的上腹部疼痛,尿中有大量赖氨酸、胱氨酸和精氨酸排出。一般在青壮年出现胰腺钙化、胰腺功能不全等并发症。

（6）高钙血症：高钙血症是由甲状旁腺功能亢进引起，是慢性胰腺炎的好发因素。其导致慢性胰腺炎的机制有两方面：①血液中持续高钙会过度刺激胰腺分泌胰酶，破坏胰腺组织；②钙在碱性环境中形成沉淀，甚至形成胰石，阻塞胰管，致胰液引流不畅。

（7）高脂血症：家族性高脂血症Ⅰ、Ⅳ、Ⅴ型病人常发生慢性复发性胰腺炎。其原因可能是大量游离脂肪微粒栓于胰毛细血管，由胰酶分解产生脂肪酸，刺激胰毛细血管，导致胰腺血液循环障碍，发生慢性胰腺炎。

（8）其它：如系统性红斑狼疮、结节性多动脉炎及干燥综合征可合并有慢性胰腺炎。老年人动脉硬化、血栓形成，也可导致胰腺缺血，发生炎症，但以上病因临床上较少见。

62. 慢性胰腺炎的发病机制是怎样的？

上问中已详细叙述了慢性胰腺炎的病因，在上述各种病因的作用下，最终导致胰管的梗阻，一旦胰腺分泌大量胰液，可使胰管内压力突然增高，导致胰腺腺泡、胰腺小导管破裂，胰酶漏入间质，破坏胰腺组织及胰管系统和邻近组织。如胰管梗阻因素长期不能解除，可使胰管扭曲变形，发生慢性炎症。

在慢性胰腺炎的发病机制中，胰管梗阻为主要因素。其病理生理主要改变表现为胰腺泡细胞大量分泌蛋白质，而胰管细胞分泌的液体及碳酸氢盐并不增加。

63. 慢性胰腺炎的临床表现如何？

慢性胰腺炎好发于中、老年男性，病程长短不等，临床表现轻重不一，轻者可无明显症状或仅有消化不良症状，而中、重度慢性胰腺炎临床表现较复杂，概括起来有 3 方面：①慢性胰腺炎本身所引起腹痛、腹胀、黄疸等；②胰腺外分泌和内分泌功能障碍所出现的消化吸收不良、脂肪泻、消瘦等；③慢性胰腺炎并发症所引起的腹水、腹块、感染等。下面就详细谈谈常见的临床表现：

（1）腹痛：是最常见的症状，也是多数病人就诊的原因。60%～90%的慢性胰腺炎病人有反复发作的上腹部疼痛。疼痛多在中上腹或左上腹，也可在右上腹，可放射到左右季肋下或背部。疼痛发作的间隔和持续时间不一，可间隔数月至数年发作1次，随着病情的发展发作间期可逐渐缩短。可表现为上腹部不适、隐痛或钝痛，也可呈持续性剧痛，常需注射麻醉剂止痛。疼痛多由于饮酒、饱餐或劳累诱发，走路、坐车、下楼时加重，取坐位和前倾位可缓解。腹痛剧烈时常伴有恶心、呕吐、食欲不振，有部分病人整个病程中无疼痛，也称为无痛性胰腺炎。

（2）胰腺外、内分泌障碍的表现：慢性胰腺炎后期，由于胰腺外分泌功能障碍，分泌消化酶减少，对食物消化吸收功能减退，可出现消化不良、腹胀、食欲减退、厌油、恶心、嗳气、乏力、消瘦、腹泻；严重时出现脂肪泻。由于脂肪吸收不良，可导致脂溶性维生素A、D及K缺乏，可出现夜盲症、皮肤粗糙、出血倾向、手足搐搦。胰腺内分泌不足，主要表现为胰岛素分泌减少，导致糖耐量异常或糖尿病。约10%病人有明显糖尿病症状，这类病人对胰岛素较敏感。

（3）腹部包块：多出现于慢性胰腺炎合并假性囊肿的病人，查体时在左上腹或脐上可触及肿块。肿块压迫脾静脉，还可在脐上偏左处闻及静脉"营营"声。单纯慢性胰腺炎病人查体时可无阳性体征。

（4）腹水：慢性胰腺炎病人有时可出现腹水，常是由于胰腺假性囊肿或胰管破裂使胰液漏入腹腔所致。腹水较顽固，腹水内蛋白质含量常大于 25 克/升。腹水淀粉酶可明显升高,往往大于血淀粉酶。

(5)其它:少数病人腹痛发作时可出现黄疸或发热,也可有忧郁、狂躁等精神症状,还有部分病人可出现消化道出血。

64. 如何诊断慢性胰腺炎?

慢性胰腺炎的临床表现无特异性,故慢性胰腺炎的诊断,不能单凭临床症状及体征来确定,尤其是在腹痛不明显时,更是如此。因此要作出正确的诊断,还需结合胰外分泌功能检查和胰腺影像学检查结果,再加胰腺组织学检查,便可确诊。

1987 年 5 月在广西壮族自治区召开的全国胰腺疾病座谈会上提出了我国慢性胰腺炎的诊断标准,其诊断主要依据如下:

(1)症状及体征:有上腹疼痛或消化不良,上腹压痛,消瘦。

(2)实验室检查:①血、尿淀粉酶在急性发作时可升高。②粪苏丹Ⅲ染色查中性脂肪,进正常膳食(脂肪含量>80 克/日),每低倍显微镜视野超过 10 个脂肪球有意义。③粪脂肪定量,进固定脂肪膳食(脂肪含量 100 克/日)收集 72 小时粪进行脂肪定量,脂肪排出时>6 克/24 小时有意义。④苯甲酰—酪氨酰—对氨基苯甲酸(BT-PABA)试验:口服 0.5 克,正常时 6 小时内尿中 PABA 回收率>60%,若<55%有意义;口服 1.0 克,正常时服后 2 小时血中 PABA 浓度为 36.9±8.1微摩尔/升,若<20 微摩尔/升有意义。

(3)影像学检查:①腹部平片显示胰腺钙化和导管结石。②B 超或 CT 示胰腺钙化、胰管结石、胰管扩张、胰腺局限性或弥漫性增大或萎缩、胰腺假囊肿。③内窥镜逆行胰胆管造影(ERCP)显示胰管扭曲、扩张和狭窄。④活组织检查。可用皮针取活组织检查，一般在同胰腺癌难以区别的情况下应用。必要时剖腹探查行病理检查。

结合以上诊断依据，在临床上凡具备以下 1 项者可诊断为慢性胰腺炎：①胰腺组织学检查符合慢性胰腺炎。②有明确胰腺钙化或胰腺结石。③有典型慢性胰腺炎症状体征、外分泌功能检查明显异常，ERCP 等影像学检查有典型慢性胰腺炎特征，并除外胰腺癌者。

值得一提的是，由于胰腺有较大的储备代偿功能，早期轻型的慢性胰腺炎目前诊断较困难，已确诊的慢性胰腺炎大多数是中度至重度胰腺结构及外分泌功能障碍。另外，ERCP 是诊断慢性胰腺炎较好的影像学检查方法，其敏感性和特异性均高于 B 超及 CT。

65. 如何鉴别与慢性胰腺炎有相似症状的疾病？

慢性胰腺炎常出现的临床症状为上腹部疼痛、脂肪泻，临床上有许多疾病与慢性胰腺炎有相似症状，如缺乏可靠的实验室检查，影像学检查，常常导致误诊，延误病情。因此，在诊断慢性胰腺炎时，应广开思路，与一些疾病做相应的鉴别诊断是必不可少的，常需鉴别的疾病有以下几种：

(1)消化道溃疡病：表现为反复发作的上腹部疼痛，但疼痛有一定规律性，胃溃疡为饭后痛，十二指肠溃疡为饥饿痛。胃肠道钡餐造影和胃镜检查可以确诊。

(2)卓—艾氏综合征：有多发性消化道溃疡与腹泻。其腹泻表现为大量分泌性水泻与脂肪泻，每日可达 10～30 次，其量可达 2 500 毫升～10 000 毫升，严重者可产生水及电解质紊乱、酸碱平衡失调。这种腹泻服用 H_2 受体拮抗剂或质子泵抑制剂效果较好。行胃肠道钡餐造影、胃镜检查、胃液分析及血清胃泌素测定可以确诊。

(3)热带脂肪泻:常见于热带居民,临床表现为腹泻、乏力、衰弱、消瘦,甚至出现脂肪泻、舌炎、唇干裂、大细胞性贫血。对广谱抗生素及叶酸反应良好。B超或CT检查,胰腺无异常发现。

(4)胰腺癌:有时在临床上仅有上腹部疼痛,很难与慢性胰腺炎鉴别。一般来说,胰腺癌病程较短,很少超过6个月,无反复腹痛发作史,消瘦出现较早。而慢性胰腺炎,病程较长,有反复急性发作史,腹泻与消瘦在发病晚期较明显。影像学检查对二者的鉴别诊断有一定帮助,但无特异性,确诊需依赖组织病理学检查。

(5)维氏(Whipple)病:病人多为40～60岁男性,是一种罕见的全身性疾病,临床表现多种多样,主要为四大症状,即脂肪泻、多发性关节炎、消瘦与腹痛。此外,还可表现为心包炎、心瓣膜炎、胸腔积液、淋巴结及肝脾肿大等。周围血象显示淋巴细胞增多。D-木糖试验常异常,这一点可与慢性胰腺炎相鉴别。

(6)原发性胰腺萎缩:主要临床表现为脂肪泻、体重减轻、食欲减退及全身水肿,但很少出现腹痛。影像学检查无胰腺钙化及胰腺肿大。而慢性胰腺炎病人多数有腹痛、胰腺钙化。

(7)其它:应与胆系疾病、胃手术后及胆囊手术后综合征、肠易激综合征、克隆病等相鉴别。

66. 慢性胰腺炎的内科治疗有哪些方法?

慢性胰腺炎的内科治疗,应根据不同的病因、主要临床表现及并发症,制定最佳的治疗方案,其主要治疗措施包括以下几个方面:

(1)去除病因:去除原发病因对慢性胰腺炎的治疗极为重要,否则,慢性胰腺炎可反复发作。对胆系疾病引起的慢性胰腺炎,应及时取出结石或蛔虫,必要时进行抗感染治疗,并解除梗阻。对酒精性慢性胰腺炎病人,应完全戒酒,虽然不能使病变逆转,但有可能阻止病变发展。

(2)防止急性发作:对慢性胰腺炎病人应进食低脂肪、高蛋白、高糖类的食物。食物中应含有丰富的维生素,避免进食刺激性食物及过多的脂肪食物。饮食应规律,切勿暴饮暴食。一旦急性发作,治疗原则与急性胰腺炎相同。

(3)腹痛的处理:多数慢性胰腺炎病人就诊时自觉症状仅有腹痛,有时腹痛剧烈,且呈持续性,给病人带来莫大的痛苦。故正确地处理腹痛也是治疗慢性胰腺炎的关键问题。腹痛的处理包括去除诱因,口服或注射止痛药以及神经阻滞剂。止痛药的选用无严格的规定,应根据病人的不同情况,可选用解痉药(如 654-2)、安定类镇静剂以及镇痛药(如强痛定、度冷丁、吗啡),后者易成瘾,应用时应适量。也有研究表明,口服胰脂酶,每日 4 次,每次 6 片,连用 1 月可对 75% 轻、中度病人尤其是年轻女性及特发性慢性胰腺炎病人,有明显效果。奥曲肽也能缓解腹痛,皮下注射,每次 200 微克,每日 3 次,共 4 周,可使 25%～65% 重度慢性胰腺炎病人腹痛减轻。如应用麻醉剂仍不能减轻腹痛,可考虑行经皮腹腔神经节神经阻滞。值得注意的是给予麻醉剂、腹腔神经节神经阻滞以及内镜下放置支架对无胰管扩张的慢性胰腺炎腹痛,效果均不理想。

(4)胰腺外分泌功能不足的治疗:慢性胰腺炎时因胰腺组织纤维化,胰酶分泌减少,出现一系列消化吸收不良的症状,欲改善这些症状,必须补充胰酶。目前胰酶的种类繁多,应选用具有多种活性抗酸的胶囊或肠溶片胰酶。可于每餐前服用足量的胰酶制剂,每日可用 2 克～6 克,无效可逐渐加量,最多每日可达 20 克。并应同时服用抗酸剂或 H_2 受体阻滞剂,保持 pH 值在 4.0 以下,以免胰酶被胃酸破坏,降低疗效。对有明显营养不良者,应给予清淡饮食,补充营养,给予足够热量,可适当补充中、短链脂肪酸。对有严重脂肪泻者,还应补充脂溶性维生素 A、D、K、E。有营养不良性贫血者,应注意补充维生素 B_{12}、叶酸及铁剂。

(5)治疗并发症:对慢性胰腺炎合并糖尿病者,应控制饮食,对口服降糖药无效者,可用胰岛素治疗。对有胰性腹水者,可行反复抽水,同时服用利尿剂与碳酸酐酶抑制剂或奥曲肽。

67. 慢性胰腺炎的外科治疗有哪些方法?

慢性胰腺炎经内科治疗无效时,可考虑外科手术治疗。但外科手术治疗不可能治愈本病,仅仅能解决慢性胰腺炎所造成的后果,故在外科治疗的同时,还需给予内科治疗来补充胰腺功能不全和控制疾病的发展。

(1)慢性胰腺炎的手术适应证:①腹痛反复发作,难以忍受,应用止痛剂无效。②有明确的胰管及胆总管下段梗阻引起梗阻性黄疸。③合并胰腺脓肿或假性囊肿,尤其在囊肿破裂造成胰源性腹水时。④怀疑存在胰腺癌,而无其它方法可鉴别者。⑤胃肠道出血。⑥皮下脂肪和骨、关节脂肪坏死。

(2)手术方式:①内脏神经切除术:主要是解决慢性胰腺炎所引起的腹痛。②胰管减压及内引流术:此手术在解除胰管梗阻的同时,可以保留胰腺的外分泌和内分泌功能。③胰腺部分切除或次全切除术:适用于病变在胰腺实质内的病人,也可用于胰管钙化或胰管封闭者。④胆管口括约肌成形术:适用于主胰管本身不狭窄,而伴有十二指肠乳头炎和胆管口括约肌狭窄者。⑤胰尾空肠吻合术(Duval 手术)或胰管空肠侧侧吻合术(改良 Puestow 手术):适用于胰管有扩张并有结石者。

手术治疗对止痛有明显的疗效,无论是引流手术或胰腺切除术,术后约有 70%～80%都有不同程度的缓解腹痛和控制急性发作的作用。但手术治疗的远期效果尚不能令人满意,如胰腺切除后,可导致胰腺的外、内分泌功能丧失,使病人出现终生营养不良和糖尿病,因此,严格掌握手术指征,是每个医生不可忽视的问题。

68. 慢性胰腺炎的中医治疗有哪些方法?

中医对慢性胰腺炎的治疗原则为:缓解期应虚实兼顾,急性期则应急则治标,以祛邪为主。根据慢性胰腺炎的临床表现、病因、病理及兼证等,以八纲和脏腑辨证为纲,而进行辨证施治和辨证分型施治,可分析归纳为以下 5 型:

(1)肝郁气滞证:①主证:胁肋胀痛或隐痛,走窜不定,甚则引及胸背肩臂,可见胸闷、嗳气等,舌苔薄白,脉弦紧或弦细。②治法:疏肝理气。③方药:柴胡疏肝汤加减。常用药为醋炒柴胡、枳壳、白芍、川芎、香附、青皮、陈皮、广郁金、延胡索、川楝子。

(2)脾虚湿阻证:①主证:腹胀或隐痛,肠鸣漉漉,大便时易溏泄,内夹不消化食物,神倦乏力,舌苔淡白,脉细软无力。②治法:培脾除湿。③方药:六君子汤加减,常用药为炒党参、焦白术、茯苓、半夏、砂仁(后下)、木香、陈皮、佛手。

(3)湿热蕴阻证:①主证:胸闷脘胀,恶心呕吐,大便溏泄,色黄褐而臭,或肌肤黄染,舌苔黄腻,脉象濡缓。②治法:清热除湿。③方药:茵陈四苓散加减,常用药为茵陈、苍术、川朴、川楝子、苡仁、茯苓、黄连、蒲公英、红藤、败酱草。

(4)肝脾血瘀证:①主证:脘胁刺痛或隐痛,固定不移,形体消瘦,舌苔薄,脉象细涩。②主治:行气活血。③方药:膈下逐瘀汤加减,常用药为赤芍、川芎、五灵脂、三棱、莪术、延胡索、香附、枳壳、生蒲黄(包)。

（5）食滞停积证：①主证：脘腹胀痛，吞酸嗳气，不欲进食，泻下粪便臭如败卵，泻后痛减，舌苔垢浊，脉滑兼数。②治法：消食导滞。③方药：保和丸加减，常用药为六曲、山楂、谷芽、麦芽、莱菔子、炙鸡金、茯苓、陈皮。

以上谈到的是慢性胰腺炎常见证型及常用药，各种证型，往往可以转化、兼见，故在治疗时不能墨守成规，应灵活处置。

69. 如何对待复发性胰腺炎？

慢性复发性胰腺炎是指慢性胰腺炎在胰腺结构和功能损害的基础上呈反复急性发作，是慢性胰腺炎中最常见的一种类型。临床上可出现上腹痛、脂肪泻、胰腺钙化、胰腺假性囊肿、糖尿病、吸收不良、消瘦。

由于各种致病因素特别是胆道疾病、酗酒的作用，慢性胰腺炎可反复急性发作。发作时一般腹痛较明显。治疗与急性胰腺炎相似，急性发作控制以后，应着重防止诱因的出现，饮食应有节制，坚持完全戒酒。治疗上应坚持长期补充胰酶制剂，加强营养，给予低脂低蛋白饮食，同时补充脂溶性维生素、维生素 B_{12}、叶酸及铁剂。对腹痛明显者，给予口服或注射止痛剂。总之，应根据病情轻重及主要症状，采用合理的治疗方案。

70. 如何对待无痛性胰腺炎？

慢性胰腺炎的主要临床症状为反复发作的上腹痛，但有少数慢性胰腺炎病人完全没有腹痛症状，故称为无痛性胰腺炎或慢性无痛性胰腺炎。

无痛性胰腺炎病人，由于无腹痛，且早期临床表现不明显，一般不引起人们注意。随着时间的推移，胰腺病变逐渐加重，胰腺呈进行性纤维化，导致胰腺外分泌及内分泌功能不足。临床上出现脂肪泻、糖尿病，此时才引起重视。如行 B 超或 CT 检查可发现胰腺钙化或结石、胰腺假性囊肿。一般老年人慢性胰腺炎的临床症状不典型,多数病人表现为无痛性胰腺炎,了解这一点可减少误诊率。

无痛性胰腺炎的临床表现可归纳为 3 点:脂肪泻、糖尿病和胰腺钙化。在临床上凡遇到病人有明显脂肪泻,空腹血糖升高、糖耐量试验异常,而无腹痛,应高度警惕无痛性胰腺炎存在的可能性,可进一步行 B 超、CT 或内窥镜逆行胰胆管造影检查,若发现胰腺钙化,便可确诊。

本病治疗上一般采取内科治疗。给予清淡饮食,补充足够的热量。对有糖尿病者,应在控制饮食的基础上,应用降糖药。对有脂肪泻者,应服用胰酶制剂,改善消化吸收功能,同时补充脂溶性维生素 A、D、E、K,维生素 B_{12}、叶酸及铁剂。

71. 甲状旁腺与胰腺炎的关系如何?

甲状旁腺和胰腺炎二者关系较密切。在甲状旁腺功能亢进、甲状旁腺瘤或腺癌出现高钙血症时,常并发胰腺炎。其发病机制是血钙高时,过度地刺激胰腺分泌胰酶,破坏胰腺组织,同时,高浓度的钙在碱性胰液中易形成沉积,造成胰管结石,引起胰液引流不畅,导致胰腺炎反复发作。另外,甲状旁腺素也可引起局灶性胰腺坏死。

甲状旁腺功能亢进是急、慢性胰腺炎的病因,临床上约有 7％的病人合并胰腺炎,病情严重,病死率高。也有文献报道,慢性胰腺炎时胰高血糖素分泌过多,引起甲状旁腺功能亢进,产生高钙血症,进一步加重慢性胰腺炎。

72. 胆道疾病引起的胰腺炎和酒精性胰腺炎有何不同?

胰腺炎的病因繁多,无论是急性胰腺炎还是慢性胰腺炎,其最常见的病因均为胆道疾患和酒精中毒。慢性胰腺炎按病因分类,胆道疾病相关性胰腺炎和酒精性胰腺炎是主要的两类,前者在国内多见,后者在西方国家发病率较高。

胆道疾病如胆石症、胆道蛔虫、急慢性胆囊炎、胆总管结石、胆管胰管口结石均可引起慢性胰腺炎。其发病机制为结石或炎症感染所致壶腹口梗阻，使胰液流出道梗阻，胰管内压力增高以克服梗阻，导致胰小管破裂，胰酶漏入间质并破坏胰腺组织及胰管系统，使胰管扭曲、变形。如胰管梗阻长期存在，则可引起慢性胰腺炎。慢性胰腺炎的炎症可经胆道与胰腺的共同通路淋巴系统扩散到胰腺，引起慢性胰腺炎。如胆道炎症、胆道结石或蛔虫能及时根治，则可阻止慢性胰腺炎的进一步发展。

长期酗酒引起的酒精中毒是西方国家慢性胰腺炎的主要病因，约占慢性胰腺炎病因的 $47\%\sim65\%$。其发病机制是：酒精可刺激胃 G 细胞分泌胃泌素，使胃酸分泌增多，大量的胃酸进入十二指肠使肠腔内 pH 值降低，又刺激胰泌素及胰酶泌素释放，导致胰液与胰酶分泌增加；酒精本身可引起十二指肠乳头水肿，产生炎症，使胰液排泄障碍；酒精可使胰液内的蛋白浓度增加，沉淀于胰管内导致胰管钙化，使胰液排泄不畅。酒精性胰腺炎病人在戒酒后，胰腺病变有可能停止发展。

总的来说，胆道疾病引起的胰腺炎和酒精性胰腺炎除发病机制不同外，还表现在病因、分布地区、发病年龄、性别等方面的差别，详见表 1 所示。

表 1　胆道疾病引起的胰腺炎与酒精性胰腺炎的区别

项　　目	胆道疾病引起的胰腺炎	酒精性胰腺炎
常见病因	胆石症、胆系感染或胆道蛔虫	酗酒
多发国家	我国	欧美国家
常见发病性别年龄	中、老年女性	中、青年男性
胰腺钙化	少见	多见
预防	根治胆道疾病	戒酒

73. 什么是手术后胰腺炎？

腹部的任何手术,特别是胃、胆道及胰腺邻近脏器的手术,可直接损伤胰腺或影响其血供,由此引起胰腺的急性炎症称为手术后胰腺炎。

腹部手术后大约有 6%～32%病人的血清淀粉酶增高,其中胃切除术后约 1/3 病人立即出现血淀粉酶升高,5～7 日恢复正常。胆道手术后约 1/4 的病例血淀粉酶升高,但并不是都合并有胰腺炎,因少数病人血清淀粉酶升高是由于唾液分泌淀粉酶增多所致。据统计,胃和胆道手术后胰腺炎的发生率分别为 0.8%～17%及 0.7%～9.3%。因此不能单纯因血清淀粉酶升高,就作出手术后胰腺炎的诊断,应结合手术后的临床表现及影像学检查来确诊。

手术后胰腺炎的发病机制表现为以下几个方面:①手术时损伤胰腺。②各种途径引起胰腺血供障碍。③感染的胆汁能分解结合胆汁酸及激活磷脂酶 A。④部分手术病人迷走神经兴奋,使胃酸和胰液分泌增多。⑤手术后胰液内胰蛋白酶抑制物减少,使胰腺易受损害。⑥手术后十二指肠乳头水肿、炎症,使胰液排泄不畅。⑦手术后胃肠胀气,可引起胰腺分泌增多。

手术后胰腺炎的病情一般较严重,死亡率高,预后差。临床上可表现为发热、心动过速、进行性肠麻痹、白细胞增多、低血压和休克,同时有血淀粉酶与脂肪酶升高,常伴黄疸及炎症性假性囊肿。上述表现有时易与手术疾病本身互相交叉,给诊断上带来一定困难。要做出正确的诊断,临床医生必须认真观察手术前后病情变化,争取尽早确诊。

手术后胰腺炎的治疗原则与急性胰腺炎相似,这里不再重复。

74. 高脂血症与急性胰腺炎关系如何?

高脂血症 I、Ⅳ、Ⅴ 型病人常易发生急性胰腺炎,约有 5%～20% 的急性胰腺炎病人有高脂血症。其发生急性胰腺炎的机制尚不太清楚,可能为胰腺毛细血管被血清的脂肪微粒栓塞,胰腺腺泡细胞的急性脂肪浸润以及大量的胰脂肪酶使血清甘油三酯分解产生游离的脂肪酸,刺激胰毛细血管,使胰腺血液循环障碍。

大多数高脂血症病人在急性胰腺炎发作以前有饮酒史,饮酒可使血中甘油三酯突然升高,但发作时不常伴有血清淀粉酶的显著升高,可能是高水平的血清甘油三酯干扰淀粉酶的测定,因此,临床上要正确判断淀粉酶测定结果。

高脂血症伴发胰腺炎的复发可通过严格控制饮食、戒酒、口服降血脂药降低血中甘油三酯来预防。

急性胰腺炎常可出现暂时性高脂血症,其原因是后腹膜腔脂肪坏死产物的吸收。也有人认为肝内甘油三酯的生成增多或血中甘油三酯的清除障碍使血脂升高。

总之,高脂血症与急性胰腺炎二者互为因果关系,这种情况在临床上经常遇到,但能明确诊断的较少,结果延误治疗。欲做出正确判断,常规检验血淀粉酶及血甘油三酯非常重要。

75. 血清淀粉酶持续升高是怎么回事?

急性胰腺炎时 90% 以上的病人血清淀粉酶升高。大家都知道,血淀粉酶一般在起病后 6～8 小时开始上升,24 小时达高峰,48～72 小时开始下降,3～5 日恢复正常。一般采用 Somogyi 法测定,正常血清淀粉酶为 40～180 单位,急性胰腺炎常超过 250 单位,超过 500 单位即可确诊,最高可达 1000 单位以上。血淀粉酶的高低与病变的严重程度并不一致,轻症者可能很高,出血坏死型胰腺炎反而可以正常或低于正常。

临床上常遇到有的病人血清淀粉酶持续升高,若持续升高超过 10 日,常表示病变继续存在、扩大或合并有假性囊肿、胰性腹水或胸水等并发症,亦有 5%～10%病人,血淀粉酶升高超过 10 日,而无继发症状或并发症。

76. 胰腺脓肿是怎么回事?

胰腺脓肿是重症胰腺炎的一个严重并发症。重症胰腺炎起病后 2～3 周,继发细菌感染,则于胰腺内及其周围形成脓肿,成为胰腺脓肿。临床上病人可表现为腹痛、腹胀和高热;有时伴有休克和低血钙。查体可见体温在 38.5℃以上,急性病容,上腹部有压痛及肌抵抗,一部分病人可触及肿块或局部有饱满感,肠蠕动音往往减弱或消失。如急性胰腺炎在内科保守治疗中病人病情持续 1 周不见好转或有恶化趋势者及在非手术治疗过程中病情好转,而后不久再次出现腹痛、发热、腹胀应考虑此病。结合 X 线、B 超、CT 等影像学检查一般均可帮助诊断。

一旦怀疑有胰腺脓肿的存在应尽早行剖腹探查及脓肿引流,非手术治疗死亡率高。脓肿有时为多发性或多房性,手术时尽量清除坏死组织并作充分引流。

77. 胰腺脓肿的病因和发病机制如何?

胰腺脓肿是重症胰腺炎的一个并发症,因此能引起急性胰腺炎的病因均可能成为胰腺脓肿发生的病因。

(1)胆道系统疾病:当胆道感染时,细菌可通过淋巴管到达胰腺。由于病原菌的毒素作用,引起局部胰腺组织的坏死和局部的大量细胞浸润,以后浸润的白细胞崩解,并将坏死组织液化,形成含有脓液的空腔,即脓肿。当壶腹部阻塞时,可引起胆汁排泄不畅,胆道内压力增高,胆汁即返流至胰管内,激活胰酶原引起自身消化,从而引起胰腺炎。当机体抵抗力下降时即可引起脓肿。

(2)胰管阻塞:当胰管内有蛔虫、结石、水肿痉挛或胰管纤维化时,若同时暴饮暴食,则促进胰液大量分泌,而此时胰管不通畅,胰液排泄不佳,内压升高致腺泡破裂,胰酶被激活,从而引起胰腺炎,机体抵抗力下降即引起脓肿。

(3)机械或化学性刺激:胰腺外伤或腹部手术时可损伤胰腺引起炎症。做内窥镜逆行胰胆管造影时,因注射造影剂而引起注射性胰腺炎,于机体抵抗力下降时均可引起脓肿。

(4)十二指肠疾病:当各种原因如肿瘤、炎症收缩、环形胰腺等引起十二指肠狭窄时,十二指肠液可入胰管,激活胰酶引起炎症、脓肿。

(5)其它:继发感染、酒精、原发性甲状旁腺功能亢进等亦可能成为胰腺脓肿形成的原因。

78. 胰腺脓肿有哪些临床表现?

胰腺脓肿是急性坏死性胰腺炎的一个严重并发症,在急性胰腺炎病人中,大约有4%的病人可发生胰腺脓肿。胰腺脓肿以两种形式出现:

(1)在严重的急性胰腺炎的发病过程中出现持续高热、腹胀,有时也伴有休克和低血钙。

(2)急性胰腺炎症状已好转,但不久又出现腹痛、腹胀,有时伴有休克、高热,易误诊为急性胰腺炎复发。

临床症状表现为腹痛、腹胀、高热。查体可见急性病容,上腹有压痛和肌抵抗,近40%的病人可触及肿块或局部有饱满感,肠鸣音减弱或消失。

辅助检查中查血常规可见白细胞多在 20×10^9/L 左右;血培养可有大肠杆菌生长;X线检查可见膈肌升高,基底肺不张,胸腔积液等,有时可见腹膜后有气体呈现"肥皂泡"样改变;B超检查可见胰腺部位有囊性无回声区,其内可见有点状回声;CT扫描可见胰腺边界不清、周围伴有气泡的低密度区。

79. 如何诊断、鉴别诊断胰腺脓肿?

要想诊断胰腺脓肿,首先要靠医生能否意识到此病的可能性。如果在急性胰腺炎时经内科保守治疗病人病情持续1周不见好转或有恶化趋势,或在非手术治疗过程中情况好转,而以后再次出现腹痛、高热、腹胀,结合查体、辅助检查如X线、B超、CT等一般均可帮助诊断。

胰腺脓肿需与以下疾病相鉴别:

(1)急性胰腺炎后炎性包块:它也是在治疗过程中逐渐出现上腹包块,伴有压痛,血常规中性粒细胞增高,血、尿淀粉酶增高。但与胰腺脓肿相比,前者病情较轻,无中毒表现,以非手术治疗为主。

(2)假性胰腺囊肿:常在发病后3～4周形成,系胰腺坏死组织或脓肿内容物与胰管相通排出所致,当它的囊壁破裂时可产生胰源性腹水。临床症状主要表现为上腹痛但程度不重,常伴有食欲减退、恶心呕吐,体重下降。有时以上腹肿物为主诉。B超、CT检查可进一步明确诊断,一般均可明确见到含有液体之囊性肿块。

80. 胰腺脓肿如何治疗?

胰腺脓肿是急性坏死性胰腺炎的一个严重并发症。因此一旦确诊应马上手术,及早行剖腹探查及脓肿引流。脓肿为多发性或多房性时,尽量清除坏死胰腺组织并作充分引流。在准备手术的同时应及时行内科治疗,包括如下措施:①抑制胰腺分泌,可嘱病人禁食,同时行减压引流胃液,也可用药物如阿托品或H_2受体阻滞剂及生长抑素如善得定。②积极应用足量强力抗生素。③抢救休克,纠正水、电解质平衡。④治疗并发症等。总之单用非手术疗法,死亡率可达 70%以上,故应争取早日手术。

四、胰腺肿瘤

81. 什么是胰腺癌?

胰腺癌是消化系统常见的恶性肿瘤之一,约占全身癌的 1%~3%,消化道肿瘤的 8%~10%,近年来发病率在国内外均有显著上升的趋势。胰腺癌可发生于胰腺的任何部位,但以胰头部位最多见,胰体部次之,胰尾部最少,有时候头、体及尾部均有,属于弥漫性病变或多中心病变。

引起胰腺癌的病因至今还不完全明确,可能与长期吸烟、患有糖尿病、饮酒及内分泌等有关;极少数由慢性胰腺炎钙化演变而来。胰腺癌在病理的发生上讲,多属于腺癌,主要起源于腺管上皮,少数发生于腺泡。常将它分成导管细胞腺癌及其亚型、腺泡细胞癌和其它癌 3 类。

胰腺癌的临床表现取决于癌在胰腺上所处的部位,病程早晚及胰腺损坏程度。一般早期无明显症状,可有诉不清的上腹胀满不适、食欲不振、乏力等非特异性消化道症状。以后可出现与体位有关的腹痛、腰背痛、体重下降。而胰头癌可出现黄疸,伴有小便色深黄及大便呈陶土样。黄疸为进行性,虽然有时可有轻度波动,但不可能完全消退。亦可表现为糖尿病或原有糖尿病者症状无特殊原因突然加重。

关于胰腺癌的诊断,一般认为早期诊断较困难,当出现以上典型症状时应及时作 B 超或 CT 检查,观察胰腺形态有无改变,内部是否有低密度区,胰管及肝内胆管是否扩张,胆总管是否增粗,胆囊是否增大。若有以上情况出现,结合症状及体征,基本可诊断为胰腺癌。若诊断仍有困难时可作内窥镜逆行胰胆管造影(ERCP),可见主胰管或胆总管的截然中断,而断端变钝或呈鼠尾状、杯口状等;亦可尽早在 CT 或 B 超引导下,应用细针穿刺胰腺吸取肿瘤组织检查,或直接剖腹探查,以免延误病情。同时要与胃部疾患、胆石症、肝炎、原发性肝癌、慢性胰腺炎相鉴别。

治疗方面,仍以手术切除为主,胰头部肿瘤可采用胰头十二指肠切除(Whipple)术式;胰体或尾部肿瘤可作胰体尾切除术;对分布较广泛或多中心的胰腺癌可作全胰切除,而对于那些不能做根治术手术的晚期病人,可作胆肠和胃肠的短路手术,如胆囊或胆总管与十二指肠的侧侧吻合术,或与空肠作 Roux—Y 吻合术等,以解除胆道梗阻和十二指肠梗阻,提高病人的生存质量。对于病情已属晚期,无法手术的病人,亦可采用放射治疗或化学疗法,但效果欠佳。

总之,胰腺癌是恶性程度很高、进展迅速、预后很差的恶性肿瘤。

82. 胰腺癌的病因有哪些?

胰腺癌是恶性程度很高的肿瘤,但是其病因到目前为止仍不完全明确。从临床资料分析中可以看出,胰腺癌的发生与下列因素有一定的关系:

(1)可能与吸烟有关。因烟草中的致癌物可能由胆汁返流至胰管;同时致癌物质可以经血液循环到达胰腺;且吸烟可使病人血脂增高,可能会促使胰腺癌的发生。

(2)糖尿病。目前对于糖尿病和胰腺癌的关系尚无完全定论,现有两种说法:①认为糖尿病为胰腺癌的原因之一,因大量病例证明,糖尿病病人如发生癌,有 5%～19%位于胰腺,而非糖尿病病人只有 4%的癌发生在胰腺。说明糖尿病病人似乎倾向于发生胰腺癌。②可能是胰腺癌通过某种机制使葡萄糖耐量降低,从而引起糖尿病。但也有证据证明二者之间无明显关系。

(3)可能是慢性胰腺炎。慢性胰腺炎常与胰腺癌并存。由于胰腺癌可使胰管梗阻,从而导致胰腺炎的发生,故两者的因果关系很难确定。

(4)可能和内分泌有关。有证据表明绝经期前的女性发病率低于男性,而绝经期后的女性胰腺癌的发病率与男性相似。同时有自然流产史的妇女发病率也增高。

(5)长期、大量或中量饮酒者发生胰腺癌的机会要比不饮酒为高,提示饮酒与胰腺癌的发生有一定关系。多年来有人认为,胆汁中的致癌因素与胰腺癌的发生有关系。因胆汁可逆流至胰管,而胰腺组织较胆管对致癌因素更为敏感,故胰腺癌远比胆管癌多见。同时与胆汁接触机会更多的胰头部分癌的发生率更高,且癌又多起源于导管而非腺泡,似乎也支持此种可能性的存在。还有高脂肪、高蛋白饮食、环境污染均可能和胰腺癌的发病有关。

83. 胰腺癌的发病机制如何?

胰腺癌是消化系统常见的恶性肿瘤之一,它的发病原因不十分明确,发病机制至今尚未完全阐明。

引起肿瘤的病因包括内因和外因两大类。外因是指来自周围环境中的各种致癌物质包括化学性致癌物质、物理性致癌物质、生物性及各种慢性刺激;内因是指机体抗肿瘤能力的降低或各种有利于外界致癌因素发挥作用的机体内在因素。

外因是引起肿瘤的重要条件,而能引起肿瘤则往往取决于机体的内在因素。

引起胰腺癌的外界因素很多,如吸烟,烟草中含有大量的3-4苯并芘和二组胺,也含有丰富的亚硝胺物质,这些物质可通过血液循环到达胰腺,从而引起胰腺细胞突变或基因表达失调而发生癌变;同时吸烟可使血脂增高,使致癌物质得以在胰腺中存留时间延长,也可能是影响胰腺癌的因素之一。糖尿病的病人因胰岛素释放受影响,从而影响胰腺细胞的糖代谢,可能通过某一机制使细胞突变或基因突变而引起胰腺癌。

有人认为慢性胰腺炎的陈旧钙化灶有致癌的作用,但这些慢性刺激是直接的致癌因素,还是与其它致癌因素共同作用或是一种促癌因素,尚值得探讨。

近年来认为胆汁中有致癌物质,它主要是胆汁酸在细菌的作用下可形成3-甲基胆蒽等致癌物质,这些致癌物质可逆流至胰管,从而引起胰腺癌的发生。

此外高蛋白、高脂肪饮食,可增加大肠中的胆汁酸和中性固醇的浓度,并改变大肠菌群的组成,胆汁酸经细菌作用成为致癌物质,而固醇则可经细菌的作用被芳香化而形成致癌物质,这些致癌物质作用于胰腺则可能形成胰腺癌。

其它因素如内分泌、长期饮酒等与胰腺癌发生发展有一定的关系。

总之胰腺癌的发生绝非单一因素作用而可能是多种因素协同作用的结果。

84. 胰腺癌有哪些临床表现?

胰腺癌早期临床表现不典型,可有上腹胀闷不适、食欲下降等非特异性消化道症状。而当出现典型临床症状时,常已到晚期,所以病史多不会很长。临床症状的出现取决于肿瘤在胰腺的部位.若肿瘤的原发部位靠近壶腹,如先阻塞了胆总管的下端,则先出现黄疸的症状;如影响了胰腺导管引流,则首先出现腹痛.胰腺体尾部肿瘤亦可出现黄疸,但多属晚期,而黄疸的程度偏轻,此时出现的腹痛多系由于腹膜后神经受累之故,远较胰头癌剧烈且无缓解.若胰腺的各部分均遭到肿瘤侵犯,则会出现各种症状.现将胰腺癌的临床表现分述如下:

(1)上腹闷胀不适和腹痛:前者出现相对较早,随着病程的发展,才转变为腹痛.腹痛以上腹或脐上部为多,部位较深,不易精确定位,不易描述其性质,为持续性,逐渐加重,与饮食与体位有关,进食可使腹痛加重,仰卧时可使腹痛加重,而弯腰或前倾坐位可使症状稍有缓解.且夜间疼痛加重.

(2)黄疸:是胰头癌的重要症状.黄疸属于阻塞性,为进行性,虽可以有轻度波动,但不可能完全消退,且伴有小便深黄及陶土样大便,亦可出现皮肤瘙痒.胰腺体尾癌在波及胰头时才出现黄疸.此时病情已到晚期.

(3)体重减轻:胰体尾癌较多出现体重下降,多在发病后短期内即出现消瘦,伴有衰弱乏力等.体重下降的原因是由于食欲不振、进食减少,或因进食后出现上腹不适或腹痛诱发及加重而不愿进食.

(4)消化道症状:最常见的是食欲不振和消化不良,有时伴有恶心呕吐.可因肿瘤侵入或压迫十二指肠和胃而出现梗阻性呕吐,也可发生上消化道出血,还可因胰腺外分泌功能不良而致腹泻.晚期可出现脂肪泻,但较罕见.

(5)其它表现:可出现糖尿病的症状,即表现为多饮、多尿,尤其是消瘦.或者原有糖尿病的病情较前加重.分化好的胰尾癌晚期病人可出现血栓性静脉炎.少数病人以胰腺癌的并发症为首发症状,表现为急性胆囊炎或胆管炎的临床症状.

(6)体征:早期一般无明显特征,当病人出现症状而就诊时,多见有消瘦、黄疸,晚期可有恶病质表现。当出现黄疸时,多有肝脏肿大。胰头癌有肝外胆道梗阻时可出现胆囊肿大。亦可在上腹部触及胰腺肿块,可叩击出移动性浊音,提示腹水的存在。此时出现的腹水多为腹膜转移所致。少数病人可出现锁骨上淋巴结转移,或直肠指诊时可触及盆腔有转移癌。

85. 如何诊断胰腺癌?

胰腺癌早期症状无特异性,故早期诊断比较困难。因胰腺在腹腔内位置较深,而又缺乏准确的直接检查方法,即使临床上已经有了较明显的症状,也常难找到确诊的依据。尽管如此,要想达到对本病的早期诊断的目的,首先要重视各种首先发现的症状,然后结合一系列的辅助检查,特别是影像学检查如 B 超、CT、ERCP(内窥镜逆行胰胆管造影)等,必要时取活组织检查确诊。具体来说,当 40 岁以上的病人无明确诱因,出现下列情况者应高度重视:

(1)原因不明的上腹闷胀不适,范围广,部位较深,性质模糊,不易描述及准确定位,与饮食有一定的关系。且症状呈进行性加重者。

(2)出现与体位有关的腹痛和腰背痛。

(3)无明确原因短时间内出现乏力、体重显著下降者。

(4)近期出现糖尿病或原有糖尿病无明显原因突然加重。

对疑有此病者可先做 B 超检查。B 超检查对胰腺癌的诊断阳性率为 $63\% \sim 93\%$。若出现胰腺局限性增大、轮廓不规则、回声强弱不等、结节状回声暗区、肝内胆管扩张、胆囊增大、胆总管增粗、胰管扩张等,可考虑胰腺癌的可能性极大;可作 ERCP,若主胰管或胆总管的截然中断,断端变钝或呈鼠尾状、杯口状等可考虑为胰腺癌。经乳头插管直接收集胰液做细胞学检查以及取壶腹的活组织做病理检查,确诊率可达92%。CT比B超检查能更清晰地显示胰形态。

对于无黄疸者,B超检查如果显示有肝内外胆管扩张,或胆囊肿大提示为无黄疸期胆管梗阻,应高度怀疑胰腺癌的存在,需作进一步检查。必要时在B超或CT引导下,作细针穿刺细胞学检查。或加作选择性动脉造影以明确病变部位和范围。

对少数胰腺癌并发症为首发症状者,诊断比较困难,要提高警惕,仔细寻找有关症状及体征。若高度怀疑者可直接剖腹探查取病理确诊。

86. 胰腺癌怎样进行鉴别诊断?

胰腺癌的诊断,特别是早期诊断十分困难。因胰腺本身解剖位置深在,又缺乏比较明确的直接检查方法,即使临床上已出现了比较明显的症状,也常找不到确诊的依据。同时,胰腺和肝胆的关系密切,很多肝胆疾病和胰腺疾病的症状相似,所以鉴别诊断问题也比较复杂。当出现临床症状时应与以下疾病相鉴别:

(1)肝炎:肝炎早期可出现上腹不适、食欲不振、乏力等症状,与胰头癌初期症状类似,但查肝炎标记物阳性,转氨酶可见明显上升来加以区别,出现黄疸时应与淤胆性肝炎相区别,一般只作B超检查即可鉴别。

(2)慢性胃部疾患:当胰腺癌以上腹饱胀不适等症状起病时,常易误诊为慢性胃炎和消化道溃疡等慢性胃疾患。后者多无体重减轻,病情非进行性加重,且食欲减退不显著,胃镜检查一般可鉴别。

(3)慢性胰腺炎:慢性胰腺炎可表现为上腹饱胀不适、隐痛、腹泻、消瘦,亦可有肿块和黄疸,与胰腺癌很相似,二者鉴别比较困难。慢性胰腺炎病史较长,有反复发作史,消瘦多在长期患病后才出现,且多伴有腹泻。若X线平片发现胰腺钙化点对诊断此病有帮助。在B超、CT引导下细针穿刺活检或手术下胰腺穿刺细胞学检查可确诊。

(4)胆石症:胰腺癌出现腹痛、黄疸以及发热时应与胆石症相鉴别。胆石症腹痛为阵发性绞痛,黄疸短期内有波动或消退,体重无减轻,发热时一般有寒战出现等,作B超或ERCP(内窥镜逆行胰胆管造影)检查均可确诊。

(5)胆囊癌、胆总管癌:胆囊癌、胆总管癌与胰腺癌均可引起黄疸,三者不易区别,只有靠B超、CT或ERCP检查帮助鉴别。

87. 对胰腺癌怎样进行外科治疗?

前面已述,胰腺癌在早期很难发现,一般在中、晚期才被发现。虽手术治疗效果欠佳,我们仍认为手术切除是胰腺癌的主要治疗方法。由于胰腺癌可发生于胰腺的任何部位,且病人的病情不同,故应选择不同的手术方式,以期达到最大程度地切除肿块而对残留胰腺损伤小的目的。

选择手术适应证很重要。一般来说凡临床症状明显、不能排除胰腺癌,但经过各种检查仍不能确定诊断的病人,均为手术探查的指征。诊断比较明确、病人一般情况较好、未发现明确转移灶者亦可进行剖腹探查术,争取施行根治术。根治术可采用两种术式:①胰十二指肠切除术(Whipple手术),主要用于胰头部肿瘤的切除。切除范围包括胰腺头部、十二指肠全部、胃窦部及胆总管远侧段,然后将近侧段胆总管、胰体部断面的胰管以及胃体部的断端和空肠吻合,恢复胃、胆道、胰管、肠道的连续。②全胰腺十二指肠切除术,主要适用一些肿瘤在胰腺中分布较广泛和高度怀疑或病理证实为多中心癌及病人较肥胖、胰组织脆进行胰空肠吻合很困难者。这种手术和胰十二指肠切除术切除范围相同,只是切除全部胰腺及脾脏。由于此种手术方式术后 5 年生存率低,且术后很难处理胰腺内、外分泌功能全部丧失的并发症,故目前多不主张采用。

对晚期胰腺癌,肿瘤直径大于 5 厘米并转移,一般情况差,黄疸重,无法进行根治手术的病人,可采用姑息手术,解除胆道或十二指肠梗阻,以期减轻病人的痛苦,减轻症状。姑息性手术最多选用胆总管十二指肠的侧侧吻合术,亦可选用胆囊空肠或胆总管空肠的 Roux-X 吻合术。

对年老体衰,有并发症的晚期胰腺癌病人,可进行经皮肝穿置管胆汁引流或用内窥镜经壶腹插管过梗阻部位,引流胆汁,以期减轻黄疸,改善病人的一般状况,延长其生命。

88. 对胰腺癌如何进行内科治疗?

胰腺癌的治疗仍以手术根治为主,对不能手术根治者常作姑息性短路手术,配合化学疗法及放射治疗。现将化学疗法及放射治疗情况详细介绍如下:

(1)放射治疗:晚期胰腺癌病人试行放射治疗可能有效,但副作用也很严重。行放射治疗可减轻黄疸及疼痛。对可切除的肿瘤,为了提高生存率,不少人主张术中照射。如植入放射源的胰腺癌近距离放射治疗对延长病人生存期有一定作用,而且止痛效果明显。

(2)化学疗法:胰腺癌在消化道肿瘤中是属于对化疗反应不好的一类,但晚期病人也可试用。单剂静脉化疗对晚期胰腺癌的效果不佳,而联合化疗则可提高效果,且可减少副作用,如 5-氟尿嘧啶、丝裂霉素、阿霉素三联用 6 周疗法,具体用法:5-氟尿嘧啶 600 毫克/米^2 静注,在第 1、2、5、6 周的第一日用。阿霉素 30 毫克/米^2 静注,在第 1、5 周的第一日用。丝裂霉素 5 毫克～10 毫克/米² 静注,在第一日用。亦可采用 5-氟尿嘧啶、卡氮芥二者联用。近年来也有采用动脉插管化疗治疗胰腺癌的,即经皮穿刺动脉插管或股动脉插管,亦有用剖腹动脉插管法。

(3)对疼痛的处理:可给予非麻痹性止痛药物如阿司匹林或丙氧酚,亦可用胰头神经丛长效止痛剂(亚甲蓝 0.2 克,普鲁卡因 3 克,加水至 100 毫升配成)注射。也有采用 50%～75% 的酒精或 6% 石炭酸封闭腹腔神经丛即所谓化学性内脏神经切除术。

由于胰腺癌对化疗、放疗均不敏感,故国内外学者都在积极探索更好的方法如免疫疗法、激素疗法、术中放疗和透热疗法等。总之对不能手术切除的晚期胰腺癌的治疗,以不影响病人生活质量为原则,选择化疗辅以其它疗法,乃是提高其生存率的重要途径。

89. 胰腺癌的中医中药治疗有哪些方法?

胰腺癌的治疗以手术切除为主。中医中药治疗胰腺癌,应正确掌握扶正与祛邪之间的辨证关系。胰腺癌初期,一般多以祛邪为主,扶正为辅;中期则采取攻补兼施,晚期由于正气极虚,故治疗以扶正为主,佐以祛邪。总之应结合病人具体病情,灵活掌握运用,具体方法如下:

(1)湿浊阻遏型:临床表现为胸脘痞闷、头重身困、恶心欲呕、纳呆、腹部隐痛、全身黄染、面色晦暗、口干不欲饮、大便溏、舌质淡、舌苔白腻、脉弦细或沉迟。此时应采取健脾利湿、化浊解毒法。常用的方剂为茵陈五苓散加减。具体用药:茵陈 30 克,猪苓、茯苓各 12 克,白术 10 克,泽泻 15 克,桂枝 10 克,菝葜 20 克,陈皮、法夏各 10 克,石见穿、山慈姑各 30 克,甘草 5 克。当脾阳不振、寒湿阻遏明显者,加附片 10 克;治邪郁而化热者加藿香 10 克,木通 10 克,黄芩 10 克,薏苡仁 20 克。

(2)气血瘀滞型:临床表现为脘腹胀满、恶心、呕吐或呃逆、上腹痛呈持续性,痛处固定、腹中痞块、面色晦暗、体质消瘦、舌质青紫,或有瘀斑、舌苔薄、脉弦细或涩。此时应行气血瘀,软坚散结。方剂:膈下逐瘀汤加减。具体用药:五灵脂(布包)10 克,制香附 12 克,香芍 9 克,延胡索 30 克,红花、桃仁各 10 克,赤芍 15 克,枳壳 10 克,紫丹参 30 克,炮山甲(先煎)、八月札各 10 克,浙贝母 15 克,菝葜、藤梨根各 30 克,甘草 5 克。病程长,而见纳差、乏力者,去五灵脂,加白术 10 克,茯苓 12 克,党参、陈皮各 10 克;瘀血内结较甚者,加川楝子、三棱、莪术各 10 克;腹胀明显者,加隔山消 10 克,沉香粉(冲服)3 克,大腹皮 10 克。

(3)肝瘀蕴热型:临床表现为脘胁胀满、腹痛拒按、身目发黄、纳呆、嗳气、恶心、烦躁易怒、发热、小便赤黄、大便干结、舌质红燥、苔黄腻厚、脉弦数或滑数。应疏肝解瘀,清热解黄。方剂:柴胡疏肝散加减。具体用药:柴胡 10 克,杭白芍 30 克,制香附 15 克,枳壳 10 克,川芎 6 克,白花蛇舌草、两面针、土茯苓、白毛藤、舌盆草、虎杖、菝葜各 30 克,甘草 5 克。若有瘀象者,加延胡索 15 克,莪术 10 克;黄疸明显,疼痛牵引肩背或恶寒发热,大便色淡灰白者,加茵陈 30 克,金钱草 30 克,郁金 15 克,栀子 10 克。

(4)气血亏损型:表现为腹胀隐痛,扪及包块,纳差,倦怠无力,消瘦,面色萎黄,舌质淡,或有瘀斑,舌苔薄白,脉沉细。可采用养气养血,化瘀散结法。方剂:十全大补加减。具体用药:生黄芪、潞党参、全当归各 15 克,炒白术 12 克,大熟地、茯苓、猪苓各 15 克,鸡血藤 30 克,炙鳖甲(先煎)9 克,枸杞子 12

克,浙贝母 15 克,炮山甲(先煎)9 克,蚤休 30 克,甘草 6 克。
兼脾虚湿困者,加薏苡仁 20 克,砂仁、陈皮、法夏各 10 克;积
块日久,阴伤后而见舌红无苔、脉细数者,加生地 15 克,北沙
参 15 克,石斛 10 克;呕血、便血者加槐花 10 克,地榆炭 15
克,大黄粉(冲服)3 克。

胰腺癌亦可用中成药如小金丹、软坚散、消瘤片、鸦胆子
等治疗。

90. 什么是胰腺内分泌肿瘤?

胰腺内分泌肿瘤是较少见的肿瘤,常为 I 型多发性内分
泌腺瘤病的组成部分,具有家族性,属常染色体显性遗传病。
它分为功能性和无功能性两大类。目前已知的功能性胰腺内
分泌肿瘤有胰岛素瘤、胃泌素瘤、血管活性肠肽瘤、胰高血糖
素瘤、生长抑素瘤、胰多肽瘤、生长激素释放因子瘤、神经降压
素瘤等。这些功能性胰腺内分泌肿瘤有许多共同特征,如有共
同的起源、生化特点、病理特征等。有的功能性肿瘤可释放胃
泌素、胰岛素、血管活性肠肽、胰高血糖素等,因而产生多种多
样的症状。如病变组织以产生胃泌素为主,可表现为艾—卓氏
综合征;如病变组织以释放胰岛素为主,可导致低血糖,甚至
昏迷等。胰腺内分泌肿瘤不能从细胞形态或包膜完整与否区
分是否为恶性,判断良恶性的唯一标准是看肿瘤有无转移或
癌细胞广泛浸润周围脏器及组织。

91. 胰腺内分泌肿瘤的共同特征有哪些?

胰腺内分泌肿瘤比较少见,分为功能性和无功能性两大
类。而现在已经知道的功能性胰腺内分泌肿瘤有很多种,如胰
岛素瘤、胃泌素瘤、血管活性肠肽瘤、胰高血糖素瘤、生长抑素
瘤等,虽然它们各有各的临床特点,但也有许多共同特征,现
详细介绍如下:

（1）它们有共同的起源，均起源于胰小管的多能干细胞。因在胚胎发育过程中能看到胰腺内分泌细胞均来自胰小管的芽状凸起，而且许多胰腺内分泌肿瘤中可见到胰小管结构。

（2）生化特点相同，如它们都能产肽产胺，均含神经元特异性烯醇酶、突触素、铬粒素 A 或 C。

（3）它们具有共同的病理特征，光镜下这些瘤细胞与正常胰岛细胞相似，均呈小圆形，核与胞浆较均一。核常显不同程度的异型性，但核分裂罕见。电镜下可见神经内分泌颗粒。胰腺内分泌肿瘤在区别良恶性时，不能从细胞形态或包膜是否完整来区别，而是看肿瘤有无转移或浸润周围脏器。

（4）胰腺内分泌肿瘤的临床表现的多样性取决于功能性内分泌肿瘤所分泌的生物活性肽的多种性。其中一种激素对临床表现起主要作用，而其它伴随分泌的激素只是不同程度地影响或改变病人的临床表现、演变过程与预后。胰腺内分泌肿瘤的激素分泌具有自主性，但也受外界刺激如饮食和某些药物的影响，据此可协助诊断。

（5）胰腺内分泌肿瘤的恶性率有所不同，但即使是恶性，恶性程度一般地比较低，生长缓慢，这是它们的共同特征，因而有共同的治疗原则。

（6）胰腺内分泌肿瘤常为 I 型多发性内分泌腺瘤病的组成部分，是常染色体显性遗传病，具有家族性。合并 I 型多发性内分泌腺瘤病的胰腺内分泌肿瘤在临床表现和治疗原则上具有共性。

92. 胰腺内分泌肿瘤的流行病学及病理特征是什么？

胰腺内分泌肿瘤分为功能性和无功能性两大类。我国胰腺内分泌肿瘤的发病率不十分清楚。一般来说功能性内分泌肿瘤的发病率高于无功能性，而功能性内分泌肿瘤中胰岛素瘤发病率最高,其次为胃泌素瘤,而其它如血管活性肠肽瘤、胰高血糖素瘤、异位激素肿瘤发病率则很低。

目前已知的功能性胰腺内分泌肿瘤在病理形态上有不少共同点,从大体标本上讲,这些肿瘤体积一般较小,直径多小于 5 厘米,包膜可完整可不完整,界限清,质地较软。从光镜下看瘤细胞呈多角形、立方、柱状或小圆状,核与胞浆较均一,和正常胰岛细胞相似。核常显示不同程度的异形性,但核分裂少见。这些瘤细胞可排列成许多种形式,如花带、小梁、脑回状、腺泡样、腺样、菊花团样、实性细胞巢、团块或弥漫成片。有人认为从细胞排列形式上可了解瘤细胞的功能,如细胞排列成长花带、小梁或脑回型则多见于胰岛素瘤或胰高血糖素瘤;而腺泡样、腺样或菊花团样则多见于胃泌素瘤或血管活性肠肽瘤。而有的人则不这样认为。电镜下可见神经内分泌颗粒。不同的功能性胰腺内分泌肿瘤在 HE 染色切片中形态很相似,不易鉴别各种功能性胰腺内分泌肿瘤,只有用免疫组织化学方法来鉴别。因免疫组织化学方法可以显示肿瘤中分泌各种激素的内分泌细胞。

一般用以诊断恶性肿瘤的形态指标如细胞形态的异形性、浸润包膜和血管都不能用以鉴别胰腺内分泌肿瘤的良恶性。要诊断恶性胰腺内分泌肿瘤最可靠的指征是出现转移或瘤细胞广泛浸润周围脏器和组织。

93. 什么是胰岛素瘤?

胰岛素瘤是很少见的疾病,它是最早发现也是最多见的胰腺内分泌肿瘤。1927 年魏氏(Wilder)首先报道了此病。临床上对它的认识并进行有效的治疗至今已有 50 年的历史了。

胰岛素瘤主要含有 B 细胞,产生大量胰岛素,引起血糖降低,又称功能性胰岛素瘤。用放射免疫和免疫组织化学的方法,已发现功能性胰岛素瘤还可分泌除胰岛素以外的其它多种肽类激素。而一般情况下,尽管多数胰岛肿瘤为多激素性,但临床上通常只表现为一种激素所引起的综合征。既不产生胰岛素,又不引起血糖降低,同时也不具有其它内分泌功能的胰岛素瘤又称为非功能性胰岛细胞瘤。

从病理上来讲,胰岛素瘤多数为良性的,恶性率低于1%。肿瘤直径在1厘米～2厘米之间,瘤细胞呈圆形或椭圆形,边界清。镜下瘤细胞的大小形态与正常胰岛相似,可排列成小团块或围绕小血管形成菊花团样或呈花带状。电镜下部分肿瘤细胞含典型的B细胞分泌颗粒,而不少胰岛素瘤只含不典型的分泌颗粒。

从临床表现上讲,胰岛素瘤可发生于任何年龄,平均发病年龄为45岁左右。国内男女性比例为2:1,而国外男女性比例为2:3。胰岛素瘤的临床表现是由于肿瘤释放了过量的胰岛素所致。主要表现为自发性低血糖,即出现冷汗、心悸、苍白、饥饿无力、手抖、四肢发凉等,也可引起中枢神经系统方面的表现如头痛、头晕、视物模糊、行为反常、反应迟钝,甚至昏迷、抽搐。病史较长,进展缓慢。

胰岛素瘤因其症状多样而极易被误诊为其它疾病。如自主神经功能紊乱、癫痫,甚至被误诊为精神分裂症、脑瘤。诊断主要靠临床症状和及时的血糖测定,即低血糖症状发作,发作时反复多次测血糖低于2.5毫摩尔/升,摄入葡萄糖后症状迅速缓解。

从治疗上看,胰岛素瘤的主要治疗方法为手术切除。而手术切除前肿瘤的定位很重要。如能术前明确其肿瘤部位,则可减少手术时间并提高手术成功率。B超或CT定位率偏低,而比较有帮助的定位方法是选择性动脉造影。可据胰岛素瘤病人的病情、肿瘤所在的部位及有无转移而采取不同的术式。一般来说外科手术的效果相当满意。

94. 胰岛素瘤的生物化学及病理情况如何？

胰岛素瘤主要含有胰岛 B 细胞，分泌大量的胰岛素。胰岛素是由前胰岛素原、胰岛素原分解而来。前胰岛素原在胰岛B 细胞的粗面内质网中合成，进而转变为胰岛素原。胰岛素原在高尔基器的内分泌颗粒内被蛋白水解酶分解产生 C 肽和双链的胰岛素，二者以等摩尔比例释放到血浆中。血浆中也有少量直接释放入内的胰岛素原。因胰岛素原在肿瘤中的生物合成和加工过程中不正常，故可产生和释放分子量和生物合成不同的多种胰岛素原分子。90% 的胰岛素瘤的病人尤其是恶性有肝转移时胰岛素原含量较高。因良性和恶性胰岛素瘤的血清胰岛素原含量有较大重叠，故胰岛素原只能作为一种能够用来对恶性胰岛素瘤的疗程进行随访和鉴别的肿瘤标记物，而不能简单地根据胰岛素原在胰岛素活性中所占比例来判断肿瘤的良恶性。

近年来采用放射免疫和免疫组织化学的技术，已发现许多胰岛素瘤可分泌多种肽类激素，然而决定临床表现的只有一种激素即胰岛素，而其它肽类激素只是在不同程度地影响或改变病人的临床表现、演变过程和预后。

胰岛素瘤多数为良性，极少数为恶性。瘤可呈圆形或椭圆形，边界清，有完整的包膜，直径大约在 1 厘米～2 厘米之间，切面呈粉红或暗红色，质地较正常胰腺组织稍硬。镜下可见瘤细胞呈高柱状或多角形，与正常胰岛细胞的大小形态相似。瘤细胞可排列成小团块，或围绕小血管形成菊花团样或呈花带状。电镜下一部分肿瘤细胞含典型的 B 细胞分泌颗粒，而不少胰岛素瘤只含不典型的分泌颗粒。单从细胞形态上区别良恶性胰岛素瘤有一定困难,往往在有转移或邻近组织受侵犯时才能肯定肿瘤为恶性。

95. 胰岛素瘤有哪些临床表现?

胰岛素瘤的临床表现较多,它可发生于任何年龄,但平均发病年龄为 45 岁。国内男女性比例为 2∶1,国外则男女性比例为 2∶3。

胰岛素瘤的临床表现是由于肿瘤释放了过量的胰岛素所致。主要表现为低血糖症状及由低血糖所引起的中枢神经系统方面的症状。典型表现为自发性低血糖症状,如心慌、出汗、苍白、四肢发凉、乏力、恶心、头晕、手颤等。此症状常发生于空腹时,亦可发生于劳累、情绪激动、发热时,严重时可出现中枢神经系统的症状如头痛、行为异常、躁动不安、易激动、视力模糊、意识不清、反应迟钝、精神恍惚、昏迷、惊厥或癫痫样大发作。

胰岛素瘤病人病史较长,进展缓慢。初发病时发作时间短,症状也较轻,随着时间的推移,如果未及时发现病情,未进行及时治疗则病情逐渐进展,表现为发作次数增多,症状加重,长期反复发作可引起中枢神经系统的不可逆损伤。有的病人为控制症状发作而多次加餐,从而引起肥胖。

96. 胰岛素瘤如何诊断?

胰岛素瘤症状多种多样,极易被误诊为其它疾病,如误诊为自主神经功能紊乱、神经官能症、精神分裂症、脑瘤等。误诊的主要原因是对胰岛素瘤的认识不足。要想早期诊断,须医务人员能意识到本病且及时进行血糖检查才有可能做出。

大多数病人会出现怀氏(Whipple)三联征即:低血糖症状发作往往在饥饿或劳累时出现;在发作当时重复血糖测定在 2.5 毫摩尔/升以下;摄入葡萄糖后症状可迅速缓解。此三联征对胰岛素瘤的确诊具有重要意义。低血糖可由多种因素引起,在排除注射胰岛素的因素后,测定血清中胰岛素含量,尤其是同时测定血糖含量并计算胰岛素免疫活性(微单位)与血糖的比值(IRI/G),是诊断此病的直接依据。正常人 IRI/G <0.3,而胰岛素瘤患者则多>0.3。近年发现血浆嗜铬性蛋白在肿瘤复发时增高,故可作为某些胰腺分泌肿瘤复发早期的一个标志。

有时有的病人无自发性低血糖发作,临床症状也不典型,这时诊断比较困难,需借助于其它检查以明确诊断,如可采用激发试验诱发低血糖。目前有 3 种方法:①饥饿试验:这种方法比较简单易行,阳性率较高。嘱病人晚餐后禁食,次日晨 8 点时测血糖,如无低血糖则继续禁食可达 24~48 小时并每 2 ~4 小时查血糖,亦可适当运动以促进低血糖发作。这时观察有无出现怀氏(Whipple)三联征表现,如果有则高度怀疑有胰岛素瘤的可能。②促分泌物激发试验:此类试验包括很多如 D860 试验、胰高糖素试验、精氨酸试验、亮氨酸试验、钙激发试验等。这些试验结果不十分可靠,目前很少有人应用。③胰岛素或 C 肽抑制试验:正常人给予外源性胰岛素而引起低血糖时,内源性胰岛素分泌被抑制,C 肽的释放也受抑制,而胰岛素瘤病人两者的释放均不受抑制。目前这些试验亦少用。

97. 对胰岛素瘤怎样进行鉴别诊断及定位诊断?

胰岛素瘤的临床表现多种多样,但主要症状是低血糖发作,尤其在空腹或劳累时易出现,故需与引起低血糖的疾病相区别。分别简要叙述如下:

(1)胰腺 B 细胞增生:为婴儿低血糖最常见的原因,成人少见。病理上看胰腺 B 细胞增生呈弥漫性增生和腺瘤样增生,亦有与胰岛素瘤并存的,但很少见。鉴别主要依靠经皮经肝门静脉置管分段取血测定胰岛素(简称PTPC)。胰岛增生者则门脾静脉血胰岛素含量普遍增高而无峰值。胰岛素瘤则有胰岛素含量特别高的峰值,且峰值所在处即可能是胰岛素瘤的位置。

(2)注射胰岛素所造成的欺诈性低血糖:与胰岛素瘤的鉴别主要靠C肽和胰岛素原的测定。胰岛素瘤病人血浆中胰岛素原含量均很高,有的可达10倍以上(正常值0.25微克/升以下),注射胰岛素降低血糖后对正常人将有抑制胰岛素分泌的作用,与胰岛素呈等摩尔合成的C肽的释放也受抑制,而胰岛素瘤病人两者的释放都不受限制。

(3)其它原因引起的功能性低血糖:如自主神经功能紊乱、甲状腺功能亢进、妊娠等均有引起功能性低血糖症状。这些病多有原发疾病的临床表现,且低血糖症状多出现在饭后2小时左右,为时短暂,常在15~20分钟内症状消失,一般不引起神经系统症状。

当鉴别诊断困难时亦可采用饥饿及运动试验,若阳性则提示胰岛素瘤。

胰岛素瘤一般较少见,为减少手术时间,提高手术成功率有必要进行术前定位。对于小的肿瘤,尤其是肿瘤直径在1.5厘米以下时,B超或CT扫描检出定位低,在30%~40%左右。相对比较好的方法为选择性腹腔动脉造影,对血供丰富的胰岛素瘤显影定位效果好,而少血供者则定位也很困难。亦可能会出现假阳性。近年来也有采用动脉内钙刺激试验,此试验于选择性动脉造影后进行,阳性率高,且此方法对病人创伤较小。当以上方法均不能进行定位时可采用经皮经肝门静脉置管分段取血测定胰岛素(PTPC)。方法是经皮肝穿刺,向脾静脉插入导管并达脾门,然后开始后退,每退1厘米抽血1次,退至与肠系膜上静脉汇合处,改变导管方向入肠系膜上静脉,仍边退边抽血,最后退至门静脉主干取血。测定各血标本胰岛素含量,作出曲线,峰值所在的部位即可能是胰岛素瘤的部位。这种方法对于很小的肿瘤也能作出定位诊断,对鉴别低血糖的原因和胰岛增生均有很大的价值。

98. 胰岛素瘤的治疗方法有哪些?

胰岛素瘤的诊断一旦明确,应及早进行手术切除肿瘤,以免引起脑细胞进一步损害。

术前定位后,术中应对胰腺及胰周组织仔细探查,以找到肿瘤。对可疑的肿瘤结节用细针穿刺吸引和细胞学检查以确诊,术中血糖监测很重要,一旦肿瘤切除,则血糖多在 30～60 分钟内升至正常范围。

对胰岛素瘤的手术治疗可根据病情而采用不同的手术方式。手术方法有肿瘤摘除、胰体尾或胰尾切除、肿瘤部位胰腺局部切除、胰十二指肠切除术等。如肿瘤为单发、散在、小而表浅者可采用肿瘤切除术。对靠近脾门胰体尾部的多发肿瘤或肿瘤较大而深的及胰岛增生的病人,可行胰体尾或胰尾切除术,有时也连同脾脏一起切除。而对于胰头内的肿瘤应尽可能行肿瘤根除术。若肿瘤巨大或为恶性可采用胰十二指肠切除术(Whipple 手术)。如恶性胰岛素瘤已有肝转移者,则尽可能将原发病或转移病灶切除,以减轻症状,延长病人的生存期。而未积极清除转移灶的病人则预后很差。胰腺局部切除术后并发症多,死亡率高,现已被淘汰。

一般来说,外科手术效果相当满意,除会出现胰瘘的并发症外,其它并发症很少见。

对肿瘤无法手术切除者可采用内科保守治疗。可用生长抑素类似物善得定,它可使一部分病人症状减轻,血浆中的胰岛素降低。用量为 50 微克～150 微克,每日 2～3 次皮下注射。也可用抗肿瘤药物如链脲霉素,5-氟尿嘧啶,及烷化剂等,它们对肿瘤的生长有一定的抑制作用。当然一般的支持疗法也很重要,它可改善病人的一般情况。

99. 什么是血管活性肠肽瘤?

血管活性肠肽瘤于 1958 年由威氏(Verner)及毛氏(Morrison)两人首次报道,又称为威—毛氏(Verner-Morrison)综合征。本症分为胰腺内和胰腺外两类,80%～90%病人病变发生在胰腺,胰腺外的仅占成人的 5%～10%。

从病理上看,血管活性肠肽瘤(VIP 瘤)的瘤细胞含圆形或不规则形分泌颗粒,多数肿瘤含不典型分泌颗粒。

从临床表现上看,由于 VIP 瘤主要分泌 VIP(血管活性肠肽),故可出现大量水泻、严重低血钾、腹胀、无胃酸或低胃酸、消瘦等症状。本病的确诊主要依靠典型的临床症状及血浆中 VIP 浓度的测定,必要的辅助检查如 B 超、CT、磁共振成像等证实有胰腺肿瘤存在。

关于治疗,主要靠手术切除,同时积极施行术前的治疗,如大量补液,纠正水、电解质紊乱。对不能进行手术切除者可用善得定,它可减轻症状,降低 VIP 的血浆浓度。也可行化疗如应用 5-氟尿嘧啶及烷化剂等对症处理。

100. 血管活性肠肽瘤的病理及临床症状如何?

血管活性肠肽瘤(VIP 瘤)可分为胰腺内和胰腺外两类,80%～90%的病人病变发生在胰腺,多为孤立性,恶性多见,少数为弥漫性胰腺增生。胰腺外 VIP 瘤主要来源于神经系统,尤其是交感神经组织。这类肿瘤在成人约占 5%～10%,而 10 岁以下的儿童则几乎全属于此类。它的恶性率低。

VIP 瘤在胰腺者多位于胰尾部,肿瘤体积直径在 2 厘米

～7厘米。切面呈灰白色,常呈分叶状,电镜下瘤细胞含圆形或不规则分泌颗粒。多数肿瘤含不典型分泌颗粒,所以根据超微结构很难进行鉴别诊断。

用免疫组织化学的方法可以表明,多数病人有免疫反应阳性 VIP 细胞,1/3 病人有 PP(胰多肽)细胞,也有的有胰高血糖素细胞、生长抑素细胞、胰岛素细胞,还有的肿瘤含有组甲硫肽(PHM)免疫反应细胞。有的肿瘤可产生神经降压素。因其它胰腺内分泌肿瘤中仅 10% 可见免疫反应阳性的 VIP 细胞,故 VIP 免疫组织化学阳性对于本病的诊断有较大意义。

VIP 瘤很罕见,平均发病年龄在 50 岁左右,男女性发病率基本相等。主要和特征性的症状是水样泻。腹泻初期呈间歇性发作,以后发作渐频繁,腹泻也加重。禁食后腹泻症状不减轻,均有脱水症状,严重者可引起休克、心肾功能衰竭甚至死亡,不伴腹痛及脓血便。由于钾盐随着水泻不断丢失,故病人无一例外地有严重的低血钾的存在,可表现为恶心、呕吐、全身无力、周期性麻痹、精神萎靡,以及腹胀、肠淤阻、假性肠梗阻等。低血钾的同时常伴有代谢性酸中毒,亦可导致低钾性肾病的发生。低胃酸或无胃酸是本病的另一特征性表现。且低胃酸比无胃酸更为常见。此外均有明显消瘦。有的病人可有皮肤潮红,以头部及躯干部为主,多呈红斑样改变,有的表现为头晕、手足抽搐;还有的病人有高血钙、低血磷、低镁血症、高血糖的出现。

101. 血管活性肠肽瘤的临床症状及病理生理是怎样的?

血管活性肠肽瘤的症状主要是由肿瘤产生和分泌大量 VIP(血管活性肠肽)引起的。VIP 可促进肠细胞合成 cAMP(环腺苷酸),从而促进胰液、胆液和小肠液的分泌显著增加,使远端回肠液体含量超过正常达 10 倍之多,结肠无法吸收这么多的液体,因而引起大量的水泻。由于人便含有大量的碳酸根、钾等电解质,因而水泻后引起代谢性酸中毒、低钾血症。VIP 还可刺激肾素释放而引起继发性醛固酮增高症,在结肠内钾离子不断与钠离子进行交换,使钾离子在粪便中大量丢失,从而引起及促进了低血钾症。

VIP 瘤除了分泌 VIP 外,还产生和分泌其它胃肠激素、肽类和递质,如促胰液素、抑胃肽、胰多肽、前列腺素,成为引起分泌性腹泻的附加因素。VIP 还具有直接舒张胃肠道平滑肌的作用,引起腹胀、假性肠梗阻的症状。VIP 还具有抑制胃酸分泌的作用,因此当 VIP 大量分泌时可导致低胃酸或无胃酸。VIP 瘤有的还分泌神经降压素及生长抑素,它们也参与低胃酸或无胃酸的形成。VIP 的生物作用还有周围血管扩张、高血钙、促进肝糖原分解等作用,从而使临床上出现皮肤潮红、高血钙症、高血糖和糖耐量降低。

102. 如何诊断和鉴别诊断血管活性肠肽瘤?

血管活性肠肽瘤(VIP 瘤)的诊断,须有以下几条:

(1)具有分泌性腹泻的特点:即每日大便量至少大于 1 升;禁食 48~72 小时后大便量减少不明显,可仍在 500 毫升以上;大便为水样便而非粘液脓血便;大便的渗透压与血浆渗透压接近,粪便的 pH 值偏碱或呈中性,腹泻时不伴腹痛。

(2)血浆血管活性肠肽(VIP)测定:绝大多数 VIP 瘤血浆 VIP 浓度明显增高,正常值 200 纳克/升,而 VIP 瘤时可达 1 000 纳克/升,甚至更高。因此值有自发波动,故应多次测定,大量水泻时测定最好。

(3)定位诊断:当病人有不明原因的慢性反复发作大量水泻,伴有血钾明显降低时,应考虑 VIP 瘤。因 VIP 瘤 80% 有胰腺肿瘤的存在,而且肿瘤直径常可达 2 厘米～3 厘米以上,因此可行 B 超或 CT 检查,若未发现肿瘤所在,可行选择性腹腔动脉造影术,或作内窥镜逆行胰胆管造影(ERCP)。若以上检查均为阴性时,可考虑用经皮经肝门静脉置管分段取血测定 VIP,以期发现肿瘤并进行定位诊断。

因本病的主要临床症状为腹泻,故须与其它各种病因所致的分泌性腹泻相鉴别,尤其是胃泌素瘤。它有时也可有类似的腹泻,但它有胃酸分泌过多的特点,并具有发生顽固性溃疡的倾向,且血清中胃泌素含量高,而腹泻的程度相对较轻。VIP 瘤则是胃酸低或无胃酸,且血浆中 VIP 含量增高。而其它的肿瘤和疾病如甲状腺髓样癌、嗜铬细胞瘤、类癌、大肠绒毛状腺瘤、系统性肥大细胞增多症等,这些疾病均可出现腹泻,但一般不如 VIP 瘤的腹泻严重,且均有自己的临床症状和体征,分别有降钙素、去甲肾上腺素、5-羟色胺、组胺等增高,而血浆中 VIP 不高。大肠绒毛状腺瘤的大便含有大量粘液,结肠镜检查可帮助鉴别。此外还可借助血浆 VIP 测定与滥用泻药或以欺诈为目的服用大量导泻剂所致的腹泻相鉴别。

103. 如何治疗血管活性肠肽瘤?

当怀疑有本病时应考虑进行手术探查切除,肿瘤切除后症状可很快缓解。病人大多数有严重的失水和电解质缺乏,故在术前要注意补液,纠正电解质紊乱。

由于肿瘤多位于胰体尾部,肿瘤直径较大,可大于 3 厘米,因此在手术探查时易被发现。若肿瘤为单发可行局部切除术。对于恶性肿瘤伴有转移时,也尽可能将肿瘤切除,使症状得以缓解。若为胰岛细胞增生,一般作胰腺次全切除术。

对于晚期有转移不能手术者可试用内科治疗。首先可用生长抑素类似物善得定,它可减轻 VIP(血管活性肠肽)的过度分泌,从而使腹泻等症状减轻,血浆中 VIP 降至正常。善得定可自 50 微克~150 微克开始,每日 2~3 次皮下注射,疗效可持续 6 个月。长期应用可引起注射部位疼痛、恶心、呕吐、便秘等。其次可用抗肿瘤药物如链脲霉素,90%VIP 瘤病人对此药有反应。用量为 500 毫克/米^2,每个疗程第 1~5 日用,每 6 周 1 个疗程。其它可对症处理,如采用支持疗法。有的人认为肾上腺糖皮质激素和消炎痛对缓解症状也有一定的作用。

104. 什么是生长抑素瘤?

生长抑素瘤极为罕见,1977 年由拉氏(Larsson)首次报道。本病常起源于胰腺或肠道,如十二指肠、壶腹部、空肠等,而以起源于胰腺为主。肿瘤多为单发,呈圆形,有分界。多为恶性,可转移至肝、淋巴结和邻近器官。由于肿瘤分泌大量的生长抑素,从而引起一系列临床症状如糖尿病、胆道疾病、腹泻、消瘦、低胃酸、脂肪泻等。胆道疾病可能与生长抑素抑制胆囊收缩引起胆汁淤积有关。糖尿病的出现与生长抑素抑制了胰岛素的释放有关。总之生长抑素瘤的临床症状的病理生理基础取决于生长抑素的生物学作用。诊断有赖于临床症状、血浆中生长抑素的测定或术后用免疫组化方法在肿瘤组织发现增多的生长抑素免疫反应阳性 D 细胞。绝大多数生长抑素瘤的血浆生长抑素均>1 000 纳克/升。治疗上以手术为主,若不能手术则可考虑应用化疗药物。

105. 生长抑素瘤的病理、临床表现及病理生理如何?

生长抑素瘤分胰腺内和胰腺外两类。胰腺内的肿瘤多位于胰头部,胰腺外可位于十二指肠、壶腹部、空肠、胆囊管。90%生长抑素瘤为单发,呈圆形,有分界,直径在 1.5 厘米~10 厘米之间,平均 4.9 厘米,多为恶性,可转移至肝、淋巴结和邻近器官。绝大多数生长抑素瘤于诊断时已有转移,而胰腺外生长抑素瘤仅 69% 有转移。光镜下可见瘤细胞呈索状或团状排列,类似 B 细胞瘤,大多数肿瘤分化良好,有不同程度的纤维间隔。用免疫组织化学法检查可显示生长抑素阳性细胞和其它肽类激素免疫反应阳性细胞。电镜下大多数肿瘤含有典型的 D 细胞分泌颗粒,而 D 细胞分泌颗粒中含有生长抑素。

本病发病年龄大多在 40～60 岁,胰腺生长抑素瘤以女性为多,而肠道生长抑素瘤中男性的发病率高。临床表现有轻度糖尿病,仅口服降糖药或小量胰岛素即可控制症状,发生酮症酸中毒者少见。可并发胆道疾病,包括胆石症,胆囊显著扩张和阻塞性黄疸。腹泻多为脂肪泻,也可表现为胃酸过低及消化不良、消瘦、贫血等。实验室检查可见血糖偏高、糖耐量试验异常、血浆内生长抑素增高等。

生长抑素的生物学作用是生长抑素瘤临床症状的病理生理基础。生长抑素是具有广泛抑制作用的激素,它可抑制胰岛素的释放及正常胰腺组织被肿瘤组织代替而出现糖尿病。它可抑制胆囊的收缩运动而引起胆汁淤积,从而引起胆道疾病。它还可能通过抑制胰酶及碳酸氢盐的分泌,抑制胆囊运动及胆汁排泄,从而影响脂肪的消化和吸收,出现腹泻及脂肪泻。生长抑素可直接抑制小肠对脂质、糖和维生素的吸收。消瘦主要是因腹泻及吸收不良所造成。它也可抑制胃酸的分泌而引起低胃酸。

106. 生长抑素瘤如何诊断和治疗?

生长抑素瘤在临床上极为罕见,多在进行腹部手术或腹部影像学检查才偶然被发现,而此时病情已属晚期,多有转移。早期诊断困难,但可有以下线索提供诊断:①无糖尿病家族史而出现轻型糖尿病且伴有胆囊疾病；②出现不明原因的腹泻和消瘦；③胰腺发现肿物同时有糖尿病存在。对出现上述情况的病人，要高度怀疑患有此病，及时进行血浆生长抑素的测定。若血浆生长抑素＞1 000 纳克/毫升，可考虑此诊断。而确诊除靠术前生长抑素的测定外，术中用免疫组织化学的方法检查在肿瘤组织中发现增高的生长抑素免疫反应阳性 D 细胞也可确诊。

前面已述，当发现生长抑素瘤时多属于晚期，且多已发生转移，但如能以最积极的态度进行外科治疗，仍可能取得很满意的疗效，提高病人的生活质量，延长生存期。对肿瘤无转移者，则切除肿瘤后糖尿病可治愈。对不能手术的晚期肿瘤病人可用链脲霉素、Dacarbazine、Doxorubincin 等药物进行化疗，可能有一定帮助。

107. 什么是胰高糖素瘤？

胰高糖素瘤是分泌大量胰高血糖素的胰岛肿瘤。本病临床上少见，于 1974 年由马氏（Mallinson）等正式报道。由于它的临床特点，本病又称作高血糖皮肤病综合征。

此肿瘤一般较大，直径在 5 厘米～10 厘米。以胰腺尾部为主要分布点，绝大多数为单发，恶性多见。50％～80％于诊断时已有转移，最常见的部位是肝脏，其次为淋巴结。免疫组织化学法检查显示肿瘤对于抗胰高血糖素血清呈不同程度阳性。

胰高糖素瘤多在中年发病，女性略多见。临床上以游走性溶解坏死性红斑性皮炎、糖尿病或糖耐量降低、体重减轻、贫血、舌炎、低胃酸为特征。其中特征性皮炎是胰高糖素瘤最重要的临床诊断线索，但本病的确诊有赖于血浆胰高血糖素的测定。若胰高血糖素大于 1 000 纳克/毫升则可诊断。

治疗以手术切除为主。若肿瘤位于胰体尾部且肿瘤尚局限,应连同脾脏作胰体尾部切除术。对位于胰头颈部的肿瘤,可能时根据部位作胰十二指肠切除术或胰腺次全切除术;对已有转移者,应尽可能将原发肿瘤切除,然后应用化学药物治疗。

108. 胰高糖素瘤的病理、临床表现和病理生理如何?

胰高糖素瘤是分泌大量胰高血糖素的肿瘤。它的体积一般较大,多位于胰腺尾部,绝大多数为单发,多发者少见。大部分为恶性,约 50%~80% 于诊断时已有转移,最常见的转移部位为肝脏,其次为淋巴结。光镜下瘤细胞呈多角形或柱状,大小不一,可呈巢状或网状结构排列,有的呈菊花团样或腺泡状。电镜下可见圆形致密的分泌颗粒,分泌颗粒形态变异大。用免疫组织化学显示肿瘤对于抗胰高血糖素血清呈不同程度阳性,说明瘤细胞内含有胰高血糖素。

胰高糖素瘤多见于中年女性,病史较长,最具特征性的表现为游走性坏死性红斑性皮炎。典型的皮疹初期为红斑,继之在皮损中心起疱,破损,然后病变在中央部愈合结痂。病变愈合后有色素沉着。整个过程需 2 周时间,新旧病变可同时并存。糖尿病或糖耐量降低,是本病最常见的症状之一。症状多较轻,体重减轻示为本病的突出症状,还可有正色素正细胞性贫血、舌炎、低胃酸及低氨基酸血症等。

胰高血糖素的生物学作用决定胰高糖素瘤的临床症状。本病发生的皮炎不一定和高胰高血糖素血症本身有直接关系,但可能和高胰高血糖素血症所致的低氨基酸血症有关,此外可能与锌缺乏有一定关系。低氨基酸血症的发生与胰高血糖素降低糖原异生、改变氨基酸代谢有关。胰高血糖素具有促进糖原分解、糖原异生、酮体生成和脂肪分解等作用。这是本病发生糖尿病或糖耐量减低的主要原因。有人认为此症状出现与否取决于病人的胰岛素储备情况。体重减轻的原因与胰高血糖素促进分解代谢,即可加速蛋白、脂肪及糖类的分解代谢有关,而肿瘤不断分泌胰高血糖素,很可能是其原因之一。贫血的发生与胰高血糖素可使红细胞生成降低有直接的关系。低胃酸则由于胰高血糖素抑制了胃酸的分泌。

109. 对胰高糖素瘤如何诊断和鉴别诊断?

胰高糖素瘤的临床表现多种多样,特殊的皮疹表现是胰高糖素瘤的一个比较突出的临床诊断线索;如伴有糖尿病则更支持此诊断。此时即应做定位的各项检查,如 B 超、CT、磁共振成像、选择性动脉造影;其中腹腔动脉造影对肿瘤的定位更为准确。检查同时应确定有无转移。但本病的确诊有赖于血浆胰高血糖素测定,若血浆胰高血糖素>1 000 纳克/升,则可诊断为胰高糖素瘤。

此病虽然少见,但引起高胰高血糖素血症的其它疾病则不少,如慢性肾功能不全、肝硬变、长期饥饿或运动、急性胰腺炎、肢端肥大症、严重烧伤、应激状态、肾上腺皮质功能亢进、家族性胰高血糖素血症等,这些病均需与胰高糖素瘤相鉴别。这些病均有自己相应的临床表现,且测定血浆中胰高血糖素的含量,绝大多数<500 纳克/升以此可鉴别。

110. 胰高糖素瘤的治疗方法有哪些?

当病人出现典型皮炎表现及糖尿病且伴有血浆中胰高血糖素升高时,应高度怀疑此病。此时,即使未能明确定位诊断也应进行手术探查。术式可根据肿瘤在胰腺中的位置、病情及有无转移而定。这种肿瘤大多位于胰体尾部。若术中发现肿瘤尚局限,可连同脾脏做胰体尾部切除术。少数位于胰头颈的肿瘤,可作胰十二指肠切除术或胰腺次全切除术。对已有转移者,如果原发肿瘤局限能切除时,应尽量切除原发肿瘤,以提高病人的生活质量,延长生存期。

当肿瘤全部切除术后,所有的临床症状均可明显改善。有的病人在术后几年又复发或出现肝转移。这种肿瘤生长慢,对化学药物敏感,应用后可使症状减轻,血浆胰高血糖素有所下降。比较有效的药物是链脲霉素,剂量为每日 1.5 克/米^2,共 6 周。生长抑素类似物善得定亦可使病人的皮疹好转,血浆胰高血糖素降低,消瘦、腹泻等症状好转。具体用量同以前介绍的量。也有人报告苯妥英钠也有抑制胰高血糖素的作用,可作为辅助治疗。

五、其 它

111. 什么是环状胰腺?

环状胰腺是一种先天性疾病。胰腺在胚胎期由来自中肠的背胰芽和腹胰芽发育融合而成。它们首先分别发育成背胰和腹胰,当十二指肠旋转时,腹胰固定不动并延长,以后与背胰联合时将十二指肠降部环绕,压迫十二指肠引起高位梗阻,称为环状胰腺。环状胰腺的胰头仍位于十二指肠弧内。环状部分的组织含有与正常胰腺相同的胰岛和胰泡组织。临床表现依梗阻的程度不同而各异,可出现恶心、呕吐。呕吐重者在呕吐物内有许多胆汁。诊断主要依靠临床表现和辅助检查,如X 线平片或钡剂造影,可显示高位部分性或完全性肠梗阻。治疗的唯一方法是外科手术,目的在于解除环状胰腺引起的十二指肠梗阻。手术方式可采用十二指肠空肠吻合术。

112. 环状胰腺的发病机制及临床表现如何？

胰腺在胚胎期由两个胰芽即背胰芽和腹胰芽发育融合而成。它们首先分别发育成背胰和腹胰，在十二指肠系膜旋转时，背胰随着它的旋转向左侧移位，发育成胰体、胰尾和一小部分胰头；而腹胰则向内侧移位，一部分萎缩，一部分与背胰融合形成胰头。若腹胰没有部分萎缩，则该胰腺组织从两侧包绕十二指肠降段，称之为环状胰腺。环状胰腺的胰管带有畸形，使得胰液排泄不通畅，很容易发生慢性胰腺炎和纤维化。环状胰腺压迫十二指肠，则可引起十二指肠梗阻。环状胰腺也可以影响十二指肠降段的血供，使该部位容易发生溃疡、炎症和纤维化等病变。

本病的临床表现依梗阻的程度不同而表现各异。此病多见于新生儿，也可见于成年人。新生儿多为初次喂乳后即出现呕吐，呕吐物为胃内容物，常含有胆汁。成人则以恶心、呕吐为主，且呕吐频繁，呕吐物为胃内容物，也可含有胆汁。呕吐严重者可出现脱水症状。查体可见胃部有振水声，上腹膨隆，亦可见肠蠕动波。小儿多以拍腹部平片为辅助检查，可显示高位部分性或完全性肠梗阻。成人则应用钡剂检查，可见十二指肠降段内凹或有缩窄现象，近端十二指肠扩张、肥厚及淤滞。

113. 对环状胰腺如何诊断及鉴别诊断？

环状胰腺是一种先天性疾病，于小儿和成人均可见到。诊断主要根据上腹部不适、恶心、呕吐等症状结合辅助检查如 X 线或钡剂造影。发现有高位梗阻、十二指肠降段内凹或缩窄、近端十二指肠扩张、肥厚及淤滞者即可诊断此病。但要与其它原因引起的高位梗阻相鉴别。在小儿要与其它引起梗阻的先天性疾病相鉴别；在成人则要与引起十二指肠梗阻的恶性疾病相区别，现分述如下：

(1)十二指肠闭锁:可伴有其它先天畸形。临床特点为生后数小时即出现呕吐,呕吐物为胃十二指肠分泌液,多含有胆汁。初期呕奶后反复小量呕吐,以后吐量增多。查体可见上腹部膨胀,而下腹较平,并可见蠕动波。上腹部触不到肿物。腹部 X 线平片只在上腹部有气体时,在直立位前后位可见胃及十二指肠上部有两个界限清楚比较扩张而中空的球形影像,侧位时更清楚,而下腹部无气。

(2)先天性肠旋转不良:均伴有呕吐,呕吐物带胆汁。主要靠 X 线检查鉴别。腹部 X 线立位平片有典型双泡征,小肠部分充气,仅有少量气体,甚至完全无气体,下腹部只有少数空泡,显示一片空白。钡灌肠可确诊。

(3)先天性肠狭窄:生后即出现不完全性肠梗阻表现,如反复呕吐,呕吐物为乳凝块及胆汁。鉴别靠钡剂检查,钡剂迂回于阻塞处,仅少量可通过狭窄。

114. 环状胰腺如何治疗?

环状胰腺以高位梗阻为主要表现,它属于一种先天性疾病。因此一旦确诊,外科手术是唯一的治疗方法。手术方式应选择改道手术,行十二指肠与十二指肠吻合术,伴有十二指肠溃疡时,可行胃大部切除术加改道手术。不能进行人工胰腺剥离术,否则易引起胰腺组织和胰管的损伤,从而并发胰腺炎、胰瘘或胰腺假性囊肿。

115. 什么是异位胰腺?其发病机制及临床表现如何?

异位胰腺是指因胚胎发育期胰腺组织移植于邻近或远处脏器,又称迷走胰腺或副胰,是一种先天性畸形,且为一独立的胰腺组织,与正常胰腺主导管之间无解剖学联系。胚胎发育期腹侧胰芽随小肠旋转之后,少量胰芽组织移到正常胰腺之外即产生异位胰腺。

异位胰腺主要发生在腹腔器官，以胃最多见，90％位于胃窦部；其次是十二指肠、空肠、回肠、Meckel 憩室，少数见于大网膜、肠系膜、肝脏、胆囊、脾脏、胆总管、结肠、阑尾、食管、脐孔；偶见于腹膜外器官如横膈和肺。

异位胰腺大体形态可为圆形或不规则形的实性结节，直径约 2 毫米～4 毫米，临床上一般不容易发现，多在手术或尸体解剖时才看到。异位胰腺的组织病理分为 3 型：①具有典型胰腺组织的全部特点，包括胰泡、导管和胰岛。②有较多腺泡，而导管较少，无胰岛。③有较多导管及少量胰泡，无胰岛。

异位胰腺可随年龄而增大，大小不一。大多数病例可终生无临床症状，也有部分病例可出现上腹部疼痛、腹胀、恶心、呕吐、消化不良及消化道出血等症状。出现上述症状的原因可能是异位胰腺本身产生炎症、癌变、囊肿或胰岛细胞癌引起，亦可能是异位胰腺自身或周围粘膜产生水肿、糜烂或溃疡引起。异位胰腺的临床表现与其所在部位有很大关系，如发生于幽门部肿块较大，可引起幽门梗阻，如发生于胆总管或胆管口壶腹部，可导致梗阻性黄疸。

116. 异位胰腺如何诊断和治疗？

异位胰腺在临床上可有或无症状，部分病例虽有临床症状，但常不典型，更无特异性，诊断难度较大。一般确诊的异位胰腺大多是在偶然情况下，手术中或尸解时发现的。上消化道钡餐造影和胃镜检查对胃及十二指肠的异位胰腺可提供诊断依据。在胃镜下可见胃或十二指肠粘膜有脐状凹陷。因异位胰腺 75％位于粘膜下层，少数位于肌层或浆膜下，所以常规胃镜活检常不易取到异位胰腺组织，行内镜下电凝电切送病理活检可以确诊。上消化道钡餐造影表现为胃及十二指粘膜有一圆形充盈缺损，缺损中央可见一小钡斑。把胃镜和 X 线结合起来,行胰管造影可显示直径约 1 毫米～5 毫米的脐形凹陷及长约 1 厘米～2 厘米的异位胰腺导管。其它部位的异位胰腺,目前尚缺乏可靠的检查手段。

异位胰腺的治疗,目前认为有并发症者均应手术切除。对手术中发现的异位胰腺应一并切除,防止并发症的出现。手术治疗通常不必行广泛切除。

117. 什么是胰腺分隔？其发生机制如何？

胰腺在胚胎发育第六周时,随着十二指肠的发育和肠轴的旋转,腹胰转向十二指肠的右侧,背胰转向其左侧,到胚胎第七周时,背胰与腹胰融合,同时背胰管的远端与腹胰管吻合形成主胰管,与胆总管汇合开口于十二指肠乳头。背胰管的近端多数退化消失,也有少数不消失而形成副胰管,使背胰管与腹胰管完全不吻合,即形成两套完全独立的胰管系统。由于其解剖结构的变异,近年来认为它与胰腺炎的发生有一定的关系,随着内窥镜逆行胰胆管造影的广泛开展,发现胰腺分隔的病例逐渐增多。

118. 胰腺分隔的临床表现、诊断和治疗是怎样的？

胰腺分隔病人常有上腹部疼痛,并向背部放射,进食后加重,在进油腻食物后尤为明显。常于 20～50 岁发病。胰腺分隔常致胰液排泄不畅,引起急性或慢性胰腺炎。近年来研究认识到胰腺分隔是引起胰腺炎常见原因之一,在既往原因不明的特发性胰腺炎中有 25% 的病人有胰腺分隔。

本病的诊断主要依靠内窥镜逆行胰胆管造影检查,若显示两套独立的胰管系统,便可确诊。

治疗方案应视临床症状的轻重而定。对无症状者,不需治疗。应提醒病人,一旦出现症状,应及时就诊。对症状较轻者应给予对症处理。对有顽固性腹痛、急性复发性胰腺炎或慢性胰腺炎以及合并有十二指肠乳头狭窄者,可进行手术治疗,宜采用胰管内放置引流管、十二指肠乳头切开术或成形术,解除胰管梗阻,使胰液引流通畅。

119. 什么是胰腺发育不全?

胰腺发育不全是一种少见的胰腺先天发育畸形,主要见于婴幼儿。临床上主要表现为脂肪泻及发育迟缓。本病的发生与胎儿宫内感染有关,死亡率较高。胰腺发育不全可有以下3种表现:

(1)胰腺完全不发育:极罕见,常伴有胆囊畸形。由于胰腺完全不发育,当然就缺乏胰腺的外分泌和内分泌功能,这样的胎儿或婴儿常不能存活。

(2)胰腺部分发育不全:亦极罕见,可以是胰头或胰体或胰尾不发育。

(3)先天性胰腺外分泌发育不全:基本上仅见于婴幼儿,可伴有其它器官先天畸形。临床上可出现严重的脂肪泻及脂溶性维生素缺乏。患儿往往有重度营养不良、消瘦、乏力等症状。病理检查可发现胰腺形状呈脂瘤样假性肥大或有脂肪分叶。镜下可见胰腺组织被纤维脂肪组织代替,胰岛常不受影响。

本病的治疗应以纠正胰腺外、内分泌功能为主,用胰酶长期替代治疗,同时补充脂溶性维生素,如有胰岛素缺乏,应适当补充胰岛素。

120. 什么是胰腺先天性囊肿?

胰腺先天性囊肿为胰腺真性囊肿,囊肿内壁衬有单层立方上皮或覆层鳞状上皮。先天性囊肿多发生于胰体或胰尾,囊内含混浊的黄色液体,不一定含有胰酶,常无血管供应。

胰腺先天性囊肿临床上较少见,可分为单发性囊肿和多发性囊肿两种类型。单发性囊肿多见于2岁以下儿童,成人较少见,常不伴有其它先天畸形。囊肿较小时可无症状,较大时可压迫胃、十二指肠、结肠或胆管,引起腹痛、恶心、呕吐、便秘、黄疸等症状。查体时可在上腹部扪及包块。本病确诊较困难,X线钡剂检查及B超仅能提供间接的诊断依据,如X线钡剂检查可见胃、十二指肠或结肠受压的征象,B超检查可见胰腺内有一充满液体的肿物。确诊需依靠病理检查。诊断本病时还应与胰腺假性囊肿、胰腺囊腺瘤或囊腺癌相鉴别。胰腺假性囊肿是由胰腺外伤、胰腺炎等胰腺疾病继发而来,囊肿壁无上皮覆盖,而由纤维组织所包裹,囊肿中央是组织碎片和胰腺渗出物。囊肿液中淀粉酶活力超过血浆3～5倍,故囊肿穿刺活检可做出鉴别诊断。血管造影对胰腺囊腺瘤与先天囊肿有鉴别价值,前者有丰富的血管供应,后者常无血管。先天单发囊肿的治疗方法为手术切除囊肿。多发囊肿病人常伴有肝脏、肾脏、肺或中枢神经系统的多发性囊肿,这样的病人,存活期较短,多数为死后尸检发现。目前无特殊治疗方法。

121. 什么是囊性纤维化?

囊性纤维化又称粘滞病,是胰腺遗传性疾病中最常见的一种,是一种全身外分泌功能失调的遗传性疾病,在胰腺中表现为胰管分泌异常粘液,导致胰腺囊性扩张和纤维萎缩。临床上主要表现为慢性肺部疾病、胰腺外分泌功能不全引起的吸收不良综合征以及汗液电解质增多。

囊性纤维化的发病有明显的种族差异,以白色人种多见,在国外发病率为1/1000～5000。目前认为囊性纤维化是一种常染色体隐性遗传性疾病,其病因及发病机制目前尚不太清楚。一般认为是一种原因不明的基因缺陷,使粘液分泌异常及电解质异常。关于粘液分泌异常的原因,现尚无统一的观点,一些学者认为是病人粘液中岩藻糖与唾液酸的比例增高;也有学者认为是粘液中糖蛋白的硫酸化增加可使粘液的粘稠度增加。汗液电解质异常主要与钙转运异常、氯离子通道异常以及病人的汗液和唾液中有钠转运抑制因子有关。

囊性纤维化的病人,最终均可出现全身粘液分泌腺萎缩,代之以纤维组织。胰腺受累使胰腺体积缩小,病变较轻时仅有胰液积聚在小管伴外分泌腺管扩张,有囊肿形成。病变严重者可出现胰管阻塞,导致胰腺萎缩和纤维化或脂肪浸润,胰岛可相对增多。肺部受累时,支气管被粘液阻塞,引起支气管炎、支气管扩张、肺气肿、肺不张及慢性化脓性病变。病变累及肝脏时,可出现局灶性胆管纤维化,随病变的发展可出现胆汁性肝硬变。病变累及肠道时小肠粘膜腺和十二指肠腺扩张,腔内充满粘性分泌物,而杯状细胞多正常,此外,胆囊和男性生殖系统亦可出现不同程度的病变。

囊性纤维化以儿童、青少年最多见,大多数病程缓慢,其临床表现多种多样,可出现全身各器官受累的临床表现。多数病人在 1 岁以内发现,同时存在胰腺和呼吸道受累的表现,如营养不良、脂肪泻、消瘦、维生素缺乏、水肿、糖尿病、鼻窦炎、鼻粘膜肥厚、鼻息肉、肺不张、肺气肿以及反复感染所致的支气管炎、支气管肺炎、支气管扩张及肺脓肿等,病人常有慢性咳嗽。患儿发生肝硬变时,可出现门脉高压及脾功能亢进的症状,如腹水、上消化道出血、贫血、水肿等。约有 15%～20% 的患儿在出生后 48 小时内出现胎粪性肠梗阻,表现为无排便、呕吐胆汁样物、右下腹可触及包块。如生殖系统受累,可出现男性不育,女性怀孕机会减少。电解质异常表现为病人不耐热,出汗多,汗液中钠和氯离子显著增高,导致低钠低氯血症性碱中毒及脱水,严重者出现虚脱甚至昏迷、死亡。

一般来说,囊性纤维化的诊断不太难,只要根据病人的临床症状,结合特殊的辅助检查,便可做出诊断。主要诊断依据有以下 5 个方面:①新生儿或婴儿期发病。②有明显的家族史。③有慢性呼吸系统的表现。④有胰腺外分泌功能不全的表现。⑤汗液钠和氯含量增多。其中汗液钠和氯含量增多对本病有确诊价值。正常人汗液中钠和氯均在 47 毫摩尔/升以下,98%～99%的囊性纤维化病人汗液钠和氯浓度增高,当汗钠浓度大于 74 毫摩尔/升,汗氯浓度大于 77 毫摩尔/升时,可确诊为囊性纤维化。如果汗液中钠和氯浓度升高但未达到上述浓度时,应结合临床症状、家族史及胰腺外分泌功能试验,综合分析,才能正确诊断本病。值得注意的是,产前诊断不能忽视,对有阳性家族史或已有患病儿童的家庭,第二胎发病危险率为 25%。如能做到产前诊断,可预防家中再出现囊性纤维化的病儿。

囊性纤维化目前尚无特殊方法治疗,主要是针对临床症状,采取对症治疗,以提高病人的生活质量,减少并发病的出现。现将具体治疗方法叙述如下:

(1)饮食治疗:应给予低脂高热量膳食,每日供给的热量,应高于正常需要量的 30%～50%,以保证患儿的正常生长发育需要。适量补充中链甘油三酯,食物中应含葡萄糖聚合体而不含淀粉。充分补充脂溶性维生素,尤其是维生素 A,每日约 5 000 单位。同时应给予水解蛋白,纠正低蛋白血症。出汗较多时,饮食内补充食盐,防止电解质紊乱。

(2)胰酶替代治疗:对胰腺外分泌功能不全引起脂肪泻的病人,要坚持长期服用胰酶,每日 2 克～5 克,每次餐前口服,脂酶在酸性环境中易失活,故应同时服用 H_2 受体抑制剂或碳酸氢钠,提高胃液 pH 值,使胰酶充分发挥作用。

（3）胎粪性肠梗阻：如存在完全性肠梗阻，应及时手术治疗，对不完全性肠梗阻，可口服山梨醇或甘露醇，或采用高渗液灌肠，使液体进入肠腔，稀释粘稠的胎粪，使胎粪易于排泄。应用时应防止水、电解质紊乱。

（4）呼吸道疾病的治疗：多数囊性纤维化病人有呼吸道不同程度的阻塞，易引起肺部反复感染，故治疗的关键在于解除呼吸道阻塞，纠正肺部感染。临床上可根据病人的不同情况，采用体位引流，超声雾化吸入，应用化痰药或支气管扩张剂，以清除呼吸道的粘性分泌物。抗生素的应用时机目前认识尚不统一，一般认为只在肺部急性感染时应用，也有人认为用抗生素作为长期预防治疗。囊性纤维化合并肺部感染时最常见的细菌为金黄色葡萄球菌、绿脓杆菌和克雷白肺炎杆菌。具体选用何种抗生素应根据细菌培养及药敏结果来决定。

本病如能早期发现，早期治疗，预后较好。

122. 什么是施瓦赫曼综合征？

施瓦赫曼（Shwachman）综合征是由 Shwachman 等于1964年首次描述，是儿童胰腺外分泌功能不全的第二个常见原因，表现为先天性胰腺外分泌功能不全伴骨髓功能不全。临床特点为腹泻、周期性中性粒细胞减少、长骨干骺发育不良、生长缓慢，汗液电解质正常。

本病的发病机制是由先天性遗传缺陷引起的细胞微管和微丝系统功能障碍，进一步导致中性粒细胞趋化性减弱，酶分泌减少和细胞内包涵体形成。肉眼可见胰腺体积正常或缩小，主胰管正常，大量脂肪浸润。镜下见大量脂肪细胞，散在胰岛细胞和残留腺泡，腺体管腔狭小，小胰管周围纤维化明显。

本病临床症状常于出生后4～6个月出现。最初症状是脂肪泻，大便量多，有臭味，含大量脂肪滴，为胰腺外分泌功能障碍所致。随着病程的进展,可出现营养不良、消瘦,生长迟缓。本病95%以上的病人有中性粒细胞减少、白细胞计数常低于1.5×10^9/升,常呈周期性降低,每个周期可持续1~2日,感染期可恢复正常或升高。多数病人伴有血小板减少及血红蛋白降低。由于白细胞较低,多数病人常出现反复感染,如肺炎、脑膜炎、皮肤脓肿等。本病病人骨髓象表现为细胞总数正常或减少,粒系成熟障碍。有时有骨髓纤维化或脂肪沉积。临床医生凡遇到不明原因的全血细胞减少伴脂肪泻的患儿,应考虑到存在 Shwachman 综合征的可能。长期的营养不良以及反复的感染可导致患儿生长缓慢,智力发育落后,主要表现为股骨、胫骨和肋骨干骺端发育不良,其中以股骨颈病变最为严重,可导致髋关节外翻和步态异常。

本病临床上较少见,但确诊较容易。在儿童期出现脂肪泻、营养不良等胰腺外分泌功能不全的表现,伴有明显周期性中性粒细胞减少、血小板减少、贫血,汗液电解质正常,即可诊断此病。治疗上应以纠正脂肪泻及营养不良为主。可适当补充胰酶行替代治疗,补充多种维生素(尤其是脂溶性维生素)。贫血者可补充叶酸、维生素 B_{12},必要时输血。

123. 什么是单个胰酶缺乏症?

先天性胰腺发育不全的病例,胰腺外分泌功能发育不全,导致胰蛋白酶原、胰淀粉酶、胰脂肪酶以及肠激酶缺乏。单个胰酶缺乏较罕见,现将其临床表现分述如下:

(1)先天性胰蛋白酶原缺乏:本病在 1965 年首次报告,国外发病率约 0.1‰。由于胰蛋白酶原缺乏,不能有效地激活其它蛋白水解酶,使蛋白质的消化吸收障碍。临床主要特点为低蛋白血症和水肿,唯一的治疗方法是补充胰蛋白酶和水解蛋白。

（2）先天性脂肪酶缺乏：可能为常染色体隐性遗传，患儿在出生后不久出现脂肪泻，有奇臭。十二指肠液检查脂肪酶缺乏或明显减少，对本症有诊断价值。治疗应给予低脂饮食，补充胰酶及中链脂肪酸。

（3）先天性胰淀粉酶缺乏：本症并非一种永久性胰淀粉酶缺乏，有人认为仅是一种酶的成熟延迟。小儿1岁以后，对含淀粉食物不耐受，小儿到3岁时对淀粉食物已能耐受，随年龄增长，淀粉酶可恢复正常。临床主要表现为脂肪泻。诊断此病需做淀粉负荷试验。治疗关键在于控制淀粉的摄入量。一般预后良好。

（4）先天性肠激酶缺乏：本症与先天性胰蛋白酶原缺乏症临床症状相似。但先天性肠激酶缺乏症为外源性肠激酶缺乏，先天性胰蛋白酶原缺乏症为内源性肠激酶缺乏。酶原激活试验有助于二者的鉴别。本症的治疗同先天性胰蛋白酶缺乏，治疗效果较好。

124. 什么是约翰逊—布利扎德综合征？

约翰逊—布利扎德（Johnson-Blizzard）综合征于1971年发现，较罕见，可能属常染色体隐性遗传，因发现的病例较少，目前对其无更多的了解。临床上除表现为胰腺外分泌功能不全的症状外，还有以下特点：鼻翼发育不良、耳聋、甲状腺功能低下、侏儒、小脑畸形、缺乏恒牙；也有少数病例合并先天性肛门闭锁和泌尿生殖系统的畸形。病理检查可发现胰腺组织被脂肪组织代替。

125. 什么是阔盘吸虫病？

阔盘吸虫病是指阔盘类吸虫寄生于人或牛、羊、驼、鹿等草食畜类胰管所引起的疾病。本病人体发病很少见，发病地区主要在亚洲及南美洲。

阔盘吸虫有 6 种,只有胰阔盘吸虫引起人体感染。本虫常通过两个中间宿主,最后寄生于终末宿主的胰腺管而致病。通常当虫卵随粪便排出体外后,被某种陆生螺类(第一中间宿主)所吞食,在其肠内繁殖,形成子孢蚴,子孢蚴内有许多短尾蚴,子孢蚴经蜗牛前部呼吸孔排出体外,又被某些种类的草螽(第二中间宿主)所吞食,在体内形成囊蚴。人或家畜食入这种带有成熟囊蚴的草螽后,尾蚴进入胰腺管且发育为成虫。虫体及其代谢产物长期刺激胰管,使胰管管壁变厚,管腔狭窄,粘膜表面不平,也可侵犯胰腺实质引起胰腺组织破坏或慢性炎症变化,导致胰腺内、外分泌功能障碍。

　　牛、羊、驼等牲畜感染阔盘吸虫病后,临床上可表现为慢性腹泻、吸收或营养不良、贫血、水肿、生长发育迟缓等。人体感染阔盘吸虫的机率较小,其临床表现有待于今后积累更多的病例观察。在粪便中能找到本虫虫卵,即可确诊本病。治疗应首先用吡喹酮,家畜可用硝氯酚。避免取食生的草螽,可预防感染。

金盾版图书,科学实用,
通俗易懂,物美价廉,欢迎选购